EIN LÄCHELN FÜRS LEBEN

Mit Gott in guten und in schlechten Zeiten

Sr. Cecilia María vom Heiligen Antlitz OCD
(1973 – 2016)
Die Karmelitin, die in der Krankheit
immer lächelte

VERLAG
CHRISTLICHE
INNERLICHKEIT

Ein Lächeln fürs Leben
Mit Gott in guten und in schlechten Zeiten

Herausgeber: Teresianischer Karmel in Österreich
Aus dem Spanischen übersetzt von Wolfgang Halm

1190 Wien, Silbergasse 35
www.ci-verlag.at
Tel. +43 (0)5 01 322 20 70

ISBN 978-3-901797-79-8

Layout: The Best Kunstverlag, www.thebest.at

Informationen über den Teresianischen Karmel in Österreich:
www.karmel.at

Inhaltsverzeichnis

Vorwort

DER CHRIST UND DIE OHNMACHT

Dieses Büchlein ist dem Leben und dem Zeugnis einer Karmelitin gewidmet, die 2016 noch jung verstorben ist. Sie hieß Sr. Cecilia María vom Heiligen Antlitz und lebte in Argentinien. Besonders die Betrachtung der Art und Weise, wie sie einer schweren Krankheit in den letzten Jahren ihres Lebens begegnete, kann uns einen Weg der Vertiefung eröffnen – in einer Zeit, in der sich auf Grund der Corona-Pandemie Angst und Sorgen über die Zukunft breitmachen.
Wir sind in Mitteleuropa zwar in der überaus glücklichen Lage, dass die Verbreitung des Virus nicht die verheerenden Ausmaße wie in anderen Ländern erreicht hat. Trotzdem ist es bei Weitem nicht sicher, wie sich die Lage weiterentwickeln wird – hier bei uns und auf der ganzen Welt. Die schwere Zeit des „Lockdown" hat uns alle geprüft, aber die Fragen nach der Zukunft, nach Leben und Tod stellen sich weiterhin trotz der erfreulichen Erleichterung der Vorsichtsmaßnahmen.
Die Covid-19-Pandemie, die so viele Menschen in Angst und Schrecken versetzt, ist nicht die erste Todesursache überhaupt und wird es wahrscheinlich auch in Zukunft nicht sein, trotz ihrer angsterregenden Entwicklung. Auf unserem Planeten sterben deutlich mehr Menschen aus tausend anderen Gründen, jedes Jahr viele

Millionen. Diese Tatsache beunruhigt uns aber meist nicht so stark ... – denn es ist der „Tod der anderen".

Der Coronavirus-Tod hingegen ist *unser* Tod oder zumindest der Tod unserer Nachbarn. Das unsichtbare und allgegenwärtige Virus lässt die Unausweichlichkeit meines Todes als eine konkrete Möglichkeit aufscheinen. Genau das ist es aber, was die moderne Gesellschaft programmatisch aus ihrem Horizont auszuschließen vorgibt.

Was für uns moderne Menschen unerträglich ist, ist in der Tat der Zustand erheblicher Hilflosigkeit, der Ohnmacht, in der wir uns von einem Tag auf den anderen befinden. Wie oft habe ich in dieser Zeit gehört: „Ich verstehe nicht, wie in unserer modernen, hoch entwickelten Gesellschaft so etwas passieren kann! Dass wir vor einem mikroskopischen Wesen wie einem Virus in die Knie fallen!" Hat die Wissenschaft doch nicht alles im Griff?

Dieser Zustand der Ohnmacht gehört jedoch, obwohl von der Moderne verabscheut, im Wesentlichen zum menschlichen Leben in seiner Beziehung zum Tod, und das muss von uns Gläubigen gesagt werden.

Es geht heute wie gestern und wie immer darum, dass der Mensch dem Tod hilflos gegenübersteht, vor allem, weil er nicht in der Lage ist, über ihn, den Tod, nachzudenken. Ein Gelehrter sagte einmal: „Il y a deux choses qu'on ne peut regarder fixement, le soleil et la mort" [Es gibt zwei Dinge, die man nicht direkt anschauen kann, die Sonne und den Tod]. Der Tod

an sich ist unvorstellbar. Man kann natürlich an unendlich viele Dinge um ihn herum denken (etwa in der Vorstellung, dass er uns überhaupt nicht betrifft, weil wir, wenn er da sein wird, selber nicht da sind und umgekehrt, usw., usw.), aber man kann nicht an den Tod denken. Und in diesem Zusammenbruch des menschlichen Denkens versagt der moderne Mensch.
Hat die Kirche zum Tod ein Wort zu sagen? Ja, das hat sie und sie ist die Einzige, die es hat, weil sie es von Christus empfangen hat, der als Einziger in der Lage ist, dieses Wort auszusprechen – er als Einziger weiß ja, was der Tod ist, weil er ihn erlitten und überwunden hat.
Dieses einzigartige Wort ist auch ein hartes Wort, das man für gewöhnlich nicht hören will – es ist gleichzeitig aber das Wort, das allein Hoffnung geben kann, wie Sr. Cecilia María so schön bezeugt hat. Paulus formulierte es so:

••• *Denn keiner von uns lebt sich selber und keiner stirbt sich selber: Leben wir, so leben wir dem Herrn, sterben wir, so sterben wir dem Herrn. Ob wir leben oder ob wir sterben, wir gehören dem Herrn. Denn Christus ist gestorben und lebendig geworden, um Herr zu sein über Tote und Lebende.* ••• (Röm 14,7–8)

Wir gehören dem Herrn: Hier ist alles, was man wissen muss, um zu leben und zu sterben, und das wird durch das Virus, das uns so ängstlich macht, überhaupt nicht geleugnet, ja es verschärft sogar die wörtliche Wahrheit dieser Aussage, die der Dreh- und Angelpunkt allen christlichen Lebens ist. Wir gehören dem Herrn: d. h. wir gehören einem anderen, wir sind nicht unsere eigenen Herren. In dem Maße, wie unser Gewissen an dieser Realität festhält, wird selbst die Angst zurückweichen, sie wird aufhören, entscheidend zu sein und uns zu lähmen. Auch Sr. Cecilia hat Angst erlebt, als für sie die Diagnose lautete: „Zungenkrebs" – aber als eine instinktive Reaktion des Fleisches, das nicht zugrunde gehen will; diese Angst wird sozusagen außerhalb der Seele bleiben. Die Angst wird bleiben, aber keine Verzweiflung sein. Die Hilflosigkeit, die für den modernen Menschen so unerträglich ist, macht, kurz gesagt, den normalen Zustand des Christen in der Welt aus, und die Akzeptanz dieses Zustandes ist die Voraussetzung für das Zeugnis – also das Martyrium –, das der Christ der Welt gibt. Um noch einmal die Worte des Paulus zu verwenden:

••• *Was kann uns scheiden von der Liebe Christi? Bedrängnis oder Not oder Verfolgung, Hunger oder Kälte, Gefahr oder Schwert? Wie geschrieben steht: Um deinetwillen sind wir den ganzen Tag dem Tod ausgesetzt; wir werden behandelt wie Schafe, die man zum Schlachten bestimmt hat. Doch in alldem tragen wir einen glänzenden Sieg davon durch den, der uns geliebt hat. Denn ich bin gewiss: Weder Tod noch Leben, weder Engel noch Mächte, weder Gegenwärtiges noch Zukünftiges noch Gewalten, weder Höhe oder Tiefe noch irgendeine andere Kreatur können uns scheiden von der Liebe Gottes, die in Christus Jesus ist, unserem Herrn.* ••• (Röm 8,35–39)

Das Virus, das uns so sehr erschreckt, fügt dieser Liste nur noch mehr hinzu und macht sie endlich konkret für jeden von uns, wobei diesmal niemand ausgenommen ist.
In diesem Sinne waren das Leben und insbesondere das Sterben der jungen Sr. Cecilia María ein prophetisches Zeichen für unsere nichtchristliche Welt. Wie sie ihren „süßen Gehorsam" mit Freude verbinden konnte, weil sie sich eben als Eigentum „eines anderen" wusste und daher die letzte Verantwortung für Heil und Unheil dem Herrn abgeben konnte. Das Zeugnis berührt aber auch uns Christen, die immer in der Gefahr stehen, mehr an das Machbare, den Fortschritt zu glauben als an die Liebe Gottes.
Sr. Cecilia zeigt hier eine sehr schöne, einfache Entwicklung. Sie vertraute auf Gott, erlebte aber auch Angst und stellte sich viele Fragen. Ihr Gottvertrauen hinderte sie natürlich nicht daran, alle ärztlichen Hilfen in Anspruch zu nehmen, die zumindest eine Linderung ihrer Situation versprachen. Sie weinte und lachte, schließlich (und dafür mehr innerlich) lächelte sie. Gerade die Menschlichkeit dieser jungen Frau, die mit all ihren „Ecken und Kanten" im Charakter, mit ihren Höhen und Tiefen – weit weg von einem frommen, idealisierten Bild einer „perfekten" Ordensfrau – ihren Weg durch die Krankheit sucht und findet, finde ich persönlich so wohltuend und begeisternd.
In diesem Buch lesen Sie drei Abschnitte. Im ersten Teil ist der Nekrolog der Mitschwestern, ein längerer Rundbrief, der im Todesfall einer Schwester allen befreundeten Konventen ge-

schickt wird. Darin werden die Biografie und die Persönlichkeit von Sr. Cecilia María von den eigenen Mitschwestern im Karmel beschrieben. Im zweiten Abschnitt kommt Sr. Cecilia María selbst zu Wort und beschreibt ihre Berufung zur Karmelitin. Schließlich ist im dritten Abschnitt ein Interview mit der Priorin des Karmelitinnenkonvents zu lesen, die teils sehr persönlich über die verstorbene Sr. Cecilia María spricht.
Wir können uns nur wünschen, dass das Lächeln dieser jungen Karmelitin bis in ihre Todesstunde uns ermutigen und begleiten möge!

P. Roberto Maria Pirastu OCD

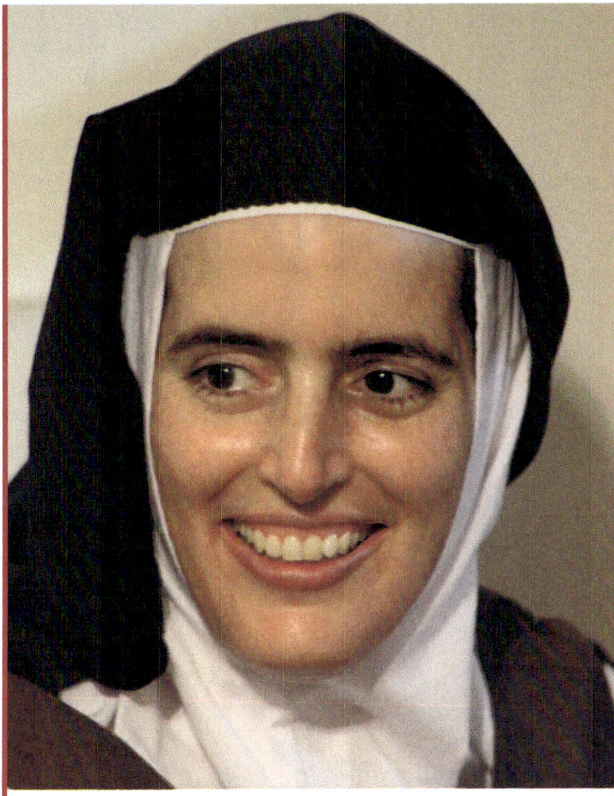

Nachruf

auf den Tod von Sr. Cecilia María
vom Heiligen Antlitz

(5. Dezember 1973 – 23. Juni 2016)

Sr. Cecilia María vom Heiligen Antlitz – ihr Leben und Sterben

Als Sr. Cecilia María am 12. Juni 2016 sah, dass ihre Oberin einen Nachruf vorbereitete, sagte sie:

„Das Einzige, worum ich dich bitte, ist, dass du nicht übertreibst und die Wahrheit sagst."

Wir schreiben diesen Brief an unseren Pater General Saverio Cannistrà und an unsere Brüder und Schwestern, die unsere Schwester Cecilia María so sehr liebte, mit der Bitte, ihrer im Gebet zu gedenken.

Es war im Advent 2015, die Kirche öffnete weit ihre Tore zur Eröffnung des Jahrs der Barmherzigkeit. Unsere Gemeinschaft bereitete die Weihnachtskarten mit Worten von Zacharias vor:

••• *Durch die barmherzige Liebe unseres Gottes wird uns besuchen das aufstrahlende Licht aus der Höhe.* ••• (Lk 1,78)

Wir wussten noch nicht, dass dieses Wort sich im Schoß unserer Gemeinschaft erfüllen würde. Drei Tage nach Beginn des Jubeljahres wurde unsere Schwester Cecilia María unerwartet von einer schweren Krankheit heimgesucht, die sechs Monate danach mit ihrem Osterfest am 23. Juni 2016 den Höhepunkt erreichen sollte.

IHR LEBEN VOR DEM EINTRITT IN DEN KARMEL

Cecilia María wurde am 5. Dezember 1973 als Kind der Ehegatten María Teresa Bosch und Santiago Sánchez Sorondo geboren. Sie kam in San Martín de los Andes (Provinz Neuquén) mitten im Umzug zur Welt, denn ihr Vater war Offizier und sie machten sich gerade auf den Weg zu seinem neuen Bestimmungsort Buenos Aires. Cecilia María war die zweite von zehn Geschwistern, die älteste Schwester, so hatte sie immer eine wichtige Rolle in der ganzen Familie.

Sie war ein sehr fröhliches, wonniges Kind. Als sie – ziemlich spät, sie schien ein bisschen faul – anfing zu laufen, wurde sie ein kleines „Teufelchen“: ruhig und still, immer fröhlich lächelnd, ließ sie keinen Streich aus. Mit ihrem Stühlchen kam sie überall hin ... Eines Tages vergiftete sie sich mit Medikamenten, an die sie irgendwie gekommen war. Sie musste eine ganze Nacht in der Intensivstation behandelt werden, aber der Herr wollte sie noch hier lassen ...

Nach einigen Jahren waren es schon einige Geschwister, natürlich fingen sie auch an zu streiten. Wenn ihre Brüder beim Brettspiel mogelten oder sie „dickes Schwein“ schimpften, wurde sie wütend und wehrte sich. Sie teilte sich ein Zimmer mit ihrer Schwester, die mit einem Altersunterschied von 11 Monaten fast wie ein Zwilling war. Bei mehr als einer Gelegenheit brachte sie sie in Wut, weil sie auf dem Schreibtisch nur Unordnung hatte und die Sachen ihrer Schwester verlegte. Sie lernte aber rasch dazu und bat schnell um Verzeihung, wenn sie wütend geworden war. Ihrer Mutter legte sie kleine Briefchen unter das Kopfkissen, wenn sie unfolgsam oder frech gewesen und dafür geschimpft worden war.

In der Schule war sie fleißig und hatte bald viele Freundinnen. Einmal war sie bei ihrer Großmutter in Buenos Aires, mit ihren Kusinen spielte sie ein Spiel: eine Orange auf die Straße werfen. Diejenige, der es als Erster gelang, dass ein Auto darüberfuhr, hatte gewonnen. Das war nicht so leicht, wie es aussah, die Orange rollte unverletzt immer weiter unter den Autos, so wurde es langsam langweilig. Da winkte sie einem Kleinbus. Der Fahrer hielt, sie bat ihn, er solle über die Orange fahren. Ihre Kusinen konnten nicht fassen, was sie da tat, der Busfahrer fuhr wütend wieder los, der Orange war nichts passiert ... Ceci machte mit ihrem schelmischen Gesicht die Augen weit auf, als wollte sie sagen: Was ist schon dabei? Sie rechnete immer mit dem Guten im Menschen und hatte keine Angst vor ihnen. Das half ihr, so ehrlich zu sein und zu sagen, was sie dachte – und eben manchmal auch, ins Fettnäpfchen zu treten.

Als sie 16 war, wurde ihr Vater nach Río Mayo in der Provinz Chubut versetzt. Für eine Heranwachsende war es das Ende der Welt, eine unwirtliche Gegend mit ihrem Wüstenklima und stürmischen Winden. Aber Ceci hatte genug Eigenleben, um das Beste daraus zu machen. Sie beschloss, zwischen den Steinen und unter dem Sturmwind einen kleinen Gemüsegarten anzulegen, es war, als wollte sie auf dem Mond

Kartoffeln anbauen. Aber mit ihrer Hartnäckigkeit und unaufhörlichem Gießen brachte sie es fertig, dass ihr ein paar Salatpflanzen wuchsen – ihre Geschwister lachten über ihren Eifer.
Sie freundete sich dort eng mit einer Schulkameradin aus einer Indiofamilie an, die ganz wenig sprach, aber Ceci verstand sich sehr gut mit ihr. Sie wohnte in einem Gehöft am Ende des Ortes und Ceci hatte kein Problem damit, ihr Kleidung zu bringen, die ihre Geschwister abgelegt hatten. Die Familie gewann sie sehr lieb. Ceci lud sie oft zu sich ein, und als sie nach zwei Jahren mit ihrer Familie wieder wegziehen musste, schrieb diese Freundin ihr und der ganzen Familie immer wieder, sie war ihnen unendlich dankbar.
In Buenos Aires ging sie in die 5. Klasse der katholischen Höheren Schule. Es fiel ihr leicht, sich bei den neuen Lehrern und Schülern einzuleben, sie wurde sofort bei allen Mitschülern beliebt. Diese erinnern sich noch an ihre Schlichtheit, sie legte keinen Wert auf modische Kleidung. Sie war einfach und offen, natürlich, sie war sie selbst und wollte nichts anderes darstellen. Immer hatte sie etwas zu erzählen, manchmal auch etwas Unpassendes, was sie dann merkte und wieder zurechtrückte, so gut sie konnte. Sie entschuldigte sich immer, wenn sie indiskret oder zu vorlaut gewesen war.
Gott bediente sich eines Religionslehrers, durch den sie die heilige Teresa von Avila kennen und lieben lernte und der in ihr große Sehnsucht nach einer innerlichen Beziehung zu Christus und den Wunsch wachsen ließ, sich ihm zu wei-

hen. Ihre Großmutter ahnte vielleicht etwas von ihren Wünschen und schenkte ihr eine Reise nach Europa – in der Meinung, sie von diesem Wunsch abzubringen. Aber sicher ist, dass sie auf dieser Reise, im Kloster der Menschwerdung in Avila, deutlich den Ruf zum Karmel spürte. Zurück in Buenos Aires versuchte sie zu studieren, aber nach eineinhalb Jahren trat sie in einen Karmel ein. Sie blieb dort fünf Monate, das Leben im Karmel gefiel ihr, aber sie fühlte sich dort noch nicht ganz am richtigen Platz. Mit großem Schmerz und Dunkelheit in ihrer Seele trat sie wieder aus, sie dachte, es sei nur eine Illusion von ihr gewesen, nicht eine wirkliche Berufung. Aber trotz allen Bemühens konnte sie den Karmel nicht vergessen, und auf den Rat ihres geistlichen Betreuers, eines Karmeliten, hin bat sie um den Eintritt in unsere Gemeinschaft in Santa Fe, von der sie sich schon immer angezogen gefühlt hatte. Zunächst jedoch musste sie noch warten, denn wir Karmelitinnen und auch ihre Eltern baten sie, vorher noch zu studieren. Sie wählte die Ausbildung zur Krankenschwester. Nach drei Jahren, mit dem Diplom in der Hand, trat sie dann schließlich am 8. Dezember 1997, kurz nach ihrem 24. Geburtstag ein.

POSTULANTIN

Bei ihrem Eintritt gab es schon eine Postulantin und eine Novizin. Cecilia María fügte sich leicht in diese kleine Gruppe ein und wurde ohne Weiteres eins mit den Schwestern. Sie hatte die Gabe, mit einem Wort, einer Geste, einem Scherz zu verbinden ... Ihre Frömmigkeit war so natürlich wie ihr Atem.

NOVIZIAT

Am 20. Juni 1998 bekam sie den Habit der Jungfrau Maria. Ihre Hinneigung zum Karmel war großenteils darin begründet, dass sie der Jungfrau gehören wollte und „der Karmel ganz Maria gehört“. Ein Jahr später, am 5. Juni 1999 legte sie die zeitlichen Gelübde des Gehorsams, der Keuschheit und der Armut für drei Jahre ab. Und wie es oft im Karmel ist, begann nach der Zeit der „ersten Liebe“ für sie die Zeit des „geistlichen Kampfes“, in der sich ihre Schwierigkeiten und Konflikte zeigten. Sie war gehorsam, aber ohne Schwierigkeiten äußerte sie auch die Auflehnung, die viele Dinge und Umstände in ihr hervorriefen. Da sie impulsiv war, litt sie an ihrem Temperament, kämpfte jedoch immer darum, Ärger und Wutanfälle zu korrigieren. Sie führte einen harten Kampf mit ihren Begrenzungen und legte einen Weg der Demut zurück, auf dem sie nicht auswich; alles war bei ihrem einfachen, ehrlichen Charakter offen sichtbar.
Sie war höchst zerstreut, nicht den Menschen gegenüber, sondern was Dinge und Arbeiten betraf. Einmal wurde sie gerufen, als sie gerade dabei war, für Weihnachten die Krippe im Oratorium der Novizinnen aufzustellen. Sie ging sofort hinunter und merkte nicht, dass sie neben verschiedenen Papieren die kleinen Lichter

brennen ließ, die sie aufstellte (obwohl man ihr gesagt hatte, bei der Hitze in Santa Fe sei das gefährlich). Es gab einen richtigen Brand, und nur weil Gott es nicht wollte, erreichte das Feuer nicht das Dach der Kapelle, das ganz aus Holz war ... Sie sah ihren Fehler ein, übernahm die Verantwortung für den Schaden und modellierte die Figuren, die verbrannt waren, neu.
Während ihres Noviziats hatte sie wegen der übermäßigen Hitze oft sehr schlechte Laune. Eine andere Novizin wollte ihr helfen und sagte ihr einmal nach der Siesta: „Reg dich nicht auf, ich versuche mir einfach einzubilden, dass Winter ist und ich sehnsüchtig auf das Essen warte, um eine heiße Suppe zu essen und mich nach der Rekreation mit ein paar warmen Decken schlafen zu legen. So wird mir nicht heiß!" Sr. Cecilia María schaute sie ernst und zugleich überrascht an, und als ihr die „Ironie" klar wurde, brach sie in schallendes Gelächter aus und hielt die Hand vor den Mund, um die Stille nicht zu stören.
Sie zeigte sich immer einfach und bescheiden. Wenn von irgendeiner Krankheit die Rede war, baten wir sie als Krankenschwester oft, sie sollte uns Einzelheiten dazu erklären, und sie machte das einfach und klar.
Sie war sehr schnell dabei, in Gesprächen ihre Meinung zu sagen und klarzumachen, was ihr gefiel und was nicht. Wenn wir z. B. in den Singproben ein neues Lied lernten, sagte sie sofort, was sie davon hielt. Aber seit ihrem Eintritt hielt sie sich immer an das, was gemeinschaftlich beschlossen wurde, auch wenn sie manchmal dagegen protestierte oder auch verärgert war.

In ihrer einfachen Natürlichkeit spürte sie häufig ihre Grenzen und Schwächen, wenn es wegen ihrer unvorsichtigen und leichtsinnigen Worte oder Taten zu Reibungen im täglichen Miteinander kam. Es kostete sie Mühe, ihre Grenzen, Schwächen und Fehler hinzunehmen, und so ärgerte sie sich über sich selbst und musste sich oft wieder entschuldigen. Sie hatte einen unglaublich starken Willen, litt aber darunter, so unvollkommen zu sein, und bei ihren ständig wiederholten Versuchen, sich zu bessern, erfuhr sie nur Frustration, die sie niedergeschlagen und traurig werden ließ.
Für bestimmte Arbeiten fühlte sie sich unfähig und unnütz. Eine andere Novizin war sehr geschickt und kreativ, was ihr Gefühl verstärkte, sie könne nichts und sei nichts wert. Aber sie brachte es über sich, sie um Hilfe zu bitten, und allmählich entfaltete sie ihre eigene Kreativität und es gelang ihr, sehr schöne Keramikfiguren zu modellieren, wie z. B. eine „Flucht nach Ägypten".
Von der Bildung und Ausbildung, die sie erhielt, war sie sehr begeistert. Ständig suchte sie aufrichtig nach allem, was ihr auf dem Weg zur Vereinigung mit Gott helfen konnte. In ihren Kämpfen und Schwierigkeiten scheute sie sich nicht, um Hilfe zu bitten, sie hörte aufmerksam auf Ratschläge und bemühte sich, ihnen zu folgen. Aber es fiel ihr auch schwer, sich gegenüber ihren Oberen auszudrücken, dafür mangelte es ihr an innerer Freiheit. Die Spannung zwischen ihrem Wunsch und ihrer Unfähigkeit, das Herz ihres Gegenübers zu erreichen – was gleichzeitig ihre wahre Begabung war – war für

sie ein Weg der Reinigung: Ihre unglaubliche Gabe der Empathie wurde auf eine harte Probe gestellt.
Als eigentlich ihre feierliche Profess anstand, wurde in der Gemeinschaft beschlossen, ihre zeitliche Profess um ein Jahr zu verlängern, weil man sah, dass sie noch Zeit brauchte, um in einigen Dingen zu reifen. Diese Verschiebung war für unsere Schwester ein bitterer Kelch. Sie litt darunter und drückte aufrichtig ihre Enttäuschung aus, die wir alle sehen konnten, aber gleichzeitig akzeptierte sie die Entscheidung im Geist des Glaubens und Vertrauens und ließ in der Gemeinschaft keine Meinungsverschiedenheiten aufkommen.
In Momenten der Versuchung war sie immer offen, lebendig und menschlich und hütete sich stets davor, von irgendjemand schlecht zu sprechen.
Nach kurzer Zeit erlitt sie den schmerzlichen Verlust ihrer Großmutter mütterlicherseits und dann den ihres Vaters mit 53 Jahren. Im Jahr darauf, am 7. Juni 2003 kam der große Tag ihrer Vermählung mit Christus. Kurz vorher hatte sie ihrer Familie geschrieben, Jesus verlange von ihr, für seine Liebe auf das zu verzichten, was sie am meisten in der Welt liebte: *meine Familie und meine Geschwister.*

NACH DER FEIERLICHEN PROFESS

In diesen Jahren im Karmel wünschte sie mit eisernem Willen, ständig dem Herrn zu antworten. Sie war zäh und ausdauernd, inmitten

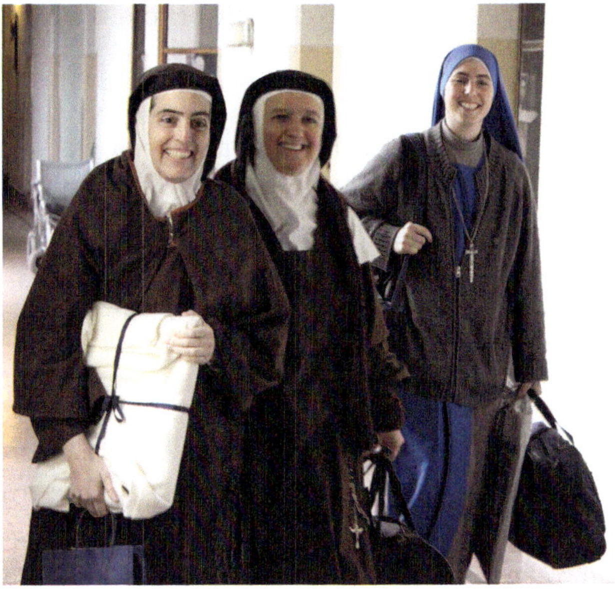

ihrer häufigen Stürze und Schwächen, die sich im Verlauf des Gemeinschaftslebens ergaben, Tugend zu üben. Diese Vorfälle führten sie auf den langsamen und mühsamen Weg der Demut. Ein ums andere Mal musste sie um Verzeihung bitten und anerkennen, dass ihre heftigen Reaktionen gegenüber dem, was sie störte, sehr impulsiv waren. Aber sie war nie nachtragend gegenüber ihren Schwestern in der Gemeinschaft.

In der Arbeit hatte sie weiter Schwierigkeiten, z. B. als man ihr das Amt der Krankenschwester übertrug. Wir hatten vier sehr alte Schwestern mit ziemlichen Einschränkungen, und obwohl ihr andere Schwestern halfen, fiel ihr die unbedingte Verfügbarkeit schwer, die die Versorgung eines Kranken erfordert. Dann bereute sie, dass ihr Egoismus die Oberhand gewonnen hatte ..., aber ihre guten Vorsätze hielten nicht lange an, weil sie sich mehr auf ihren starken Willen als auf die demütige Anerkennung ihrer Grenzen konzentrierte. Dies alles führte zu Zermürbung und Ermüdung. So beschloss die Priorin, ihr eine andere Aufgabe zu geben, was sie am Anfang hart traf: Man rührte an ihre Grenzen und das schmerzte sie. Sie verstand es jedoch, die Erniedrigung auszunützen, indem sie nicht etwa die Hände sinken ließ, sondern mit neuer Begeisterung wieder ihren Weg der Demut einschlug.

Sr. Cecilia María war warmherzig, dem andern immer nahe, ihn immer willkommen heißend. Sie war sehr begabt im Umgang mit Menschen, hatte eine große Fähigkeit für Beziehungen und interessierte sich immer für die Menschen. Für ihr Gegenüber war sie aufmerksam, und wenn sie sah, dass eine Schwester litt, kümmerte sie sich um sie: eine richtige Schwester. Auch wenn sie einen schwierigen Moment durchmachte, sonderte sie sich nie ab. Es war ihr ein Herzensbedürfnis, mit den andern zu teilen. So entwickelte sie bei den Arbeiten, die sie immer zusammen mit einer anderen unternahm, nicht nur ihren eigenen Reichtum, sondern auch den der anderen Schwester. Bei den Dingen, die sie tat, war sie überhaupt nicht ichbezogen.

Sie kämpfte mit ihrer Ungeduld, wenn sie eine Arbeit schnell vollendet sehen wollte oder angesichts einer Planänderung wenig flexibel war

oder wenn sie sich über eine Schwester geärgert oder schlecht reagiert hatte oder nicht so lebte, wie ihr Herz es wollte. Als sie schon im Krankenhaus war, vertraute sie einem Bruder an: *Meine große Sünde war es, immer das zu tun, was ich wollte, meine Launen ..., manchmal bekam ich ein so böses Gesicht, dass ich vor mir selber erschrak.* Der Kontrast zwischen dem Ideal, was sie sein wollte, und dem, wie sie war, verursachte bei ihr Anspannung und Angst. Um diese zu überwinden, äußerte sie gegenüber der Priorin den Wunsch, ein Instrument zu spielen, und wurde dazu ermutigt. Sie begann mit ihren Violinstunden mit unglaublicher Willenskraft und Hartnäckigkeit, Tag für Tag, sie wollte dieses schwierige Instrument spielen. Am Anfang glich der Klang einem vorüberfahrenden Zug, den wir immer wieder tausend Mal hörten! Aber es lohnte sich, denn bald fing sie an, auch in der Liturgie zu spielen, ihr Bedeutung und Schönheit zu verleihen.
Aber ihre Kämpfe mit ihrem Temperament gingen weiter: *Ich verspürte den ganzen Tag gleichsam Widerwillen dagegen, großzügig zu sein, Unannehmlichkeiten anzunehmen; ich war innerlich geladen und nach außen immer voll Protest.* Allmählich fand sie ihren Weg, den Weg des „süßen Gehorsams", wie sie ihn gern nannte. Es war ein Weg der Verwandlung, der sie dazu brachte, demütig ihre Grenzen anzunehmen und sich mit ihnen zu versöhnen. Gerade darin fand sie Christus. Die jährlichen Exerzitien des Jahres 2012 markierten in ihrem Leben ein Vorher und Nachher.

SICH SELBST ANKLAGEN

Ihr Wunsch, die Erfahrung der eigenen Schwäche in Demut zu leben, führte sie immer mehr auf den Weg der „Anklage ihrer selbst“. Mit den Jahren erwarb sie die Weisheit, für die Schwierigkeiten, die sie durchmachte, die Verantwortung zu übernehmen. Sie lernte genau genommen, dass es die äußeren Faktoren sind, die uns so oft auf die Probe stellen, die uns wirklich „bilden, formen“, indem sie das Beste und das Schlechteste aus uns herausholen und uns damit bei unserer Selbsterkenntnis helfen. Diese „Weisheit“ war etwas, was sie schon mitbrachte, was sie im Innersten bereits hatte und nun immer mehr pflegte, bis sie es klar ausgedrückt in dem fand, was Dorotheus von Gaza, ein Mönch aus dem 6. Jh., „die Anklage seiner selbst“ nennt. Es war, als hätte sie endlich das Richtige gefunden! Aber das war in den letzten Jahren ihres Lebens.
Dieses Wachsen enthüllte sich bei ihrem Umgang mit ihren Priorinnen, die bemerkten, wie sie sich immer mehr auf die eigenen Fehler fokussierte und aufhörte, die der anderen zu sehen. Immer mehr achtete sie auf ihre Eigenverantwortung in den Konflikten, die sie hatte, bis sie in den letzten zwei Jahren an den Punkt kam, sich nie mehr selbst zu rechtfertigen.

DISKRETION

Ihre Art, dem anderen so nahe und empathisch zu sein, führte dazu, dass sie Dinge sehr direkt, frontal, rücksichtslos ansprach, stets bedacht auf das Wohl des anderen. Darin war sie immer sehr ehrlich und aufrichtig, es ging ihr nicht darum, „was die anderen sagen werden“, sie sagte alles „ohne Filter“, wodurch sie manchmal unüberlegt sein konnte und missverstanden wurde. Obwohl es sie schmerzte, wenn man ihr sagte, etwas, was sie gesagt hatte, sei unklug gewesen, behielten ihre Aufrichtigkeit – sie kannte keine Falschheit – und ihr Wunsch, Gutes zu tun, immer die Oberhand. Sie bewahrte diesen Zug bis zu ihrem Lebensende. Als sie schon im Krankenhaus war und kaum mehr sprechen konnte, trat sie in ihrem brennenden Wunsch, jedem zu helfen, der in ihre Nähe kam, immer wieder „ins Fettnäpfchen“. In den letzten Jahren ihres Lebens war sie mit diesem „Fehler“ völlig ausgesöhnt und in Frieden. In den letzten drei Jahren sagte ihr ihre Priorin, sie überlege voll Zweifel, ob sie sie an die Winde setzen solle, die Verbindungsstelle zwischen der Klausur und der Außenwelt; denn die heilige Mutter Teresa verlange, die Windenschwester müsse Liebe und Diskretion besitzen. Und sie sagte ihr direkt: „Liebe hast du, aber Diskretion: null. Gibst du das zu?“ Sr. Cecilia María antwortete ganz natürlich und ruhig: *Völlig.* Diese Antwort genügte der Priorin als Bestätigung, dass sie sie als Windenschwester einsetzen konnte. Jahre davor hätte sie sich gerechtfertigt und eine neue Chance erbeten. Dass sie, die ja von Natur aus unüberlegt war, die Tugend der „Diskretion“, die Mutter der Tugenden erlangte, wurde ermöglicht durch ihren Gehorsam und ihre Offenheit, wenn sie denen, die sie anleiteten, ihre Gedanken und Vorstellungen darlegte.

ZUHÖREN

Ziemlich lange Zeit äußerte sie in den Zusammenkünften der Gemeinschaft und den Rekreationen ihre Meinung impulsiv und wortreich, ohne lang zu überlegen, und verhedderte sich oft dabei. Mit der Zeit entwickelte sie immer mehr das Zuhören und das zeigte sich in der Art und Weise ihrer Beteiligung: Sie hörte sich aufmerksam die Meinung jeder Schwester an, zog manchmal ihr Notizbuch heraus und machte sich Notizen. Sie wartete bis zum Ende, und wenn alle schon ihre Meinung gesagt hatten, äußerte sie mit großer Sicherheit und Bestimmtheit und mit wenigen Worten die ihre.
Aus jedem Kurs oder Exerzitien zog sie konkreten Nutzen, ebenso aus der Begegnung mit jeder anderen Person, unabhängig von den Ideen, die diese hatte. Auch darin war ihr fortschreitendes Wachstum beträchtlich.
Als sie in unsere Gemeinschaft eintrat, fand sie eine klösterliche Disziplin vor, die – ohne bewusste Absicht – ziemlich streng war, vertikal und fast ohne gemeinschaftlichen Dialog. Das verstärkte ihr etwas schematisches Wesen, das aus ihrer Unsicherheit kam, und beeinträchtigte ihre natürliche Veranlagung, sich dem anderen ohne Vorurteile zu nähern.
Unser gemeinschaftliches Wachstum auf dem Weg des Dialogs half ihr dann, ihre eigene Ver-

anlagung zu entwickeln: den anderen in seinem Anderssein anzunehmen. Diese Anlage trat kurz vor ihrer Erkrankung deutlich hervor. Für diese Entwicklung des Dialogs in der Gemeinschaft war entscheidend, dass wir die Schriften unserer heiligen Mutter Teresa vom konkreten Leben jeder Einzelnen her lasen und besprachen, was uns sehr dabei half, uns gegenseitig kennenzulernen und anzunehmen.

GEHORSAM

Viele Menschen hat die Fröhlichkeit unserer Schwester während ihrer Krankheit sehr beeindruckt. Im Krankenhaus enthüllte sie ihr Geheimnis einem ihrer Brüder: *Die Freude ist eine Gabe des Heiligen Geistes. Ich habe mir nie vorgenommen, Freude zu haben, fröhlich zu sein ... Ich denke, damit Gott sein Werk in dir vollbringt, musst du anfangen, auf ihn zu hören und ihm zu gehorchen:* **Hören und gehorchen ist dasselbe. Die Freude ist eine Gabe, die uns von oben kommt. Der Gehorsam macht uns zarter, demütiger, durchscheinender und all diese schönen Dinge, die von oben sind.**
Ihr Weg des Gehorsams war ein Weg des Wachstums in der Treue gegenüber den kleinen Lichtern des Heiligen Geistes, die manchmal so klein sind, dass sie nicht auffallen und dass es sogar gleichgültig scheint, ob man das eine oder das andere tut. Der Gehorsam, den sie leistete, war eine „innere Verfassung", die nichts zu tun hatte mit einem „anstandshalber Erfüllen" (ich erfülle

und täusche damit etwas vor) oder mit der Absicht, vor den Oberen „gut dazustehen“. Hinter ihrem Wunsch zu gehorchen stand das Verlangen, das Ohr zu schärfen, um aufmerksam für die Eingebungen und Vermittlungen des Herrn zu sein. Die erste Vermittlung war ihr eigener Körper, ihre zerbrechliche Menschheit, ihr unwiderstehliches Bedürfnis, geliebt zu werden. Je mehr sie dieses Bedürfnis anerkannte, indem sie es äußerte, ohne etwas zu fordern, versöhnte sie sich mit ihm. Diese harte Erfahrung, bis in die Tiefe ihre Begrenzungen zu erfassen, half ihr beim Wachsen in Weichheit und Gehorsam, um widerspruchslos die täglichen Widrigkeiten hinzunehmen.
Kurz vor dem Ausbruch ihrer Krankheit war der Karmel Azul der Provinz Buenos Aires im Verfahren der Schließung. Es war November und die Schwestern erbaten von uns eine Schwester für die härteste und intensivste Arbeit der letzten drei Wochen vor der endgültigen Schließung. Mehrere Schwestern unserer Gemeinschaft boten sich für diesen Dienst an, aber die Priorin fragte Schwester Cecilia María, ob sie bereit sei hinzugehen. Sie hatte sich nicht von sich aus angeboten, zeigte aber ihre Bereitschaft, obwohl sie sich für völlig unfähig hielt, und sie erklärte nicht nur der Priorin, sondern allen, dass es für diese schwierige Aufgabe kompetentere Schwestern gäbe als sie. In keinem Moment nannte sie als Hinderungsgrund die Wunden, die sie seit der Osterwoche im Mund hatte und von denen wir alle wussten.

Das alles bereitete sie darauf vor, in Gehorsam und Glauben die Heimsuchung Gottes in ihrer Krankheit anzunehmen. Dieser Weg demütigen Annehmens ihrer Menschheit ließ sie allmählich die Fähigkeit zur Hingabe gewinnen, wie sie es im Karmel von Azul zeigte. In den drei Wochen arbeitete sie intensiv und ohne Ruhepause, obwohl das Problem in ihrem Mund immer deutlicher zutage trat: Sie hatte Schwierigkeiten zu sprechen und zu essen. An einem der Abende in Azul bot sie an, aufzubleiben und eine Schwester zu erwarten, die voraussichtlich am frühen Morgen kommen sollte – und die schließlich nie ankam. Ihr Opfer blieb unbemerkt, niemand konnte die Heldenhaftigkeit ahnen, die sich darin verbarg. Ende November kam sie in unsere Gemeinschaft zurück und jetzt begann das Problem in ihrem Mund offen mit heftigen Schmerzen deutlich zu werden.

DIE KRANKHEIT

Während der letzten Monate hatte sie die Wunden ein paarmal untersuchen lassen, scheinbar war es nichts von Bedeutung. Nach ihrer Rückkehr aus Azul ging sie zum Zahnarzt, der sie sofort zu einem HNO-Spezialisten überwies, da ihre Zunge hart war.

Nachdem dieser Arzt sie abgetastet hatte, sagte er: „Ich weiß, dass ihr für die anderen betet, euch für sie opfert, euch um sie kümmert ... Aber ich möchte dich um einen großen Gefallen bitten: Jetzt wirst du dich bitte um dich selbst kümmern.“ Er ließ sie sofort eine Computer-Tomografie von Zunge und Hals machen. Als sie die Überweisung sah, las sie die Diagnose CA de lengua, Zungenkrebs, ihre Augen füllten sich mit Tränen. Aber gleich beherrschte sie sich wieder und sagte ihrer Begleiterin: *Wie viel gibt es da aufzuopfern … Mein Onkel hat Krebs und leidet so sehr.* Als sie zum Konvent kam und eintrat, konnten wir es nicht glauben, aber sie sagte mit einem Gesicht, das großen Frieden und Hingabe ausstrahlte: *Der Herr hat für mich gewählt und ich habe gesagt: FIAT. Etwas anderes kann ich nicht machen.*

Die Tomografie ergab einen Tumor am Ansatz der Zunge und einen Lymphknoten im Hals. Von Anfang an nahm sie sich vor, *die Zunge richtig einzusetzen,* wie sie uns sagte. Sie teilte die Nachricht zuerst ihrem schwächsten Bruder mit, *damit er Kraft sammelte,* und es gelang ihr, ihm zu helfen. Etwas später sprach sie mit einer anderen ihrer leiblichen Schwestern, die die Nachricht unter Tränen hörte, sich aber angesichts der guten Stimmung und der Freude von Ceci und diesem so normalen menschlichen Verhalten, das ihren Charakter ausmachte, schnell wieder fasste.

Jedes Mal, wenn wir uns begegneten, ließ sie sich umarmen und küssen, und sie war es, die uns mit ihrem Frieden und ihrem Lächeln stützte und aufrichtete. Sie zeigte uns deutlich ihre Liebe zu uns mit Umarmungen, Worten, Gesten. In diesen Tagen schrieb sie in einem Brief für alle: *Ich weiß nicht wieso, aber trotz des Schmerzes, der sich immer stärker ankündigt und mir ziemlich viel den Schlaf raubt, fühle ich mich im Moment ermutigt und zufrieden. Ich nehme an, es werden Momente der Dunkelheit und ein bisschen auch der Verzweiflung kommen, aber da ich nicht allein bin, werden wir zusammen dem Lamm Gottes folgen können.*

Einige Tage vor der Biopsie organisierte sie eine Zusammenkunft zur Gründung einer Gruppe Pro-Vida, „Für das Leben", hier in Santa Fe, die dann erstmals am gleichen Tag wie die Biopsie stattfand. Danach, am 22. Dezember berichtete der Arzt, der Tumor sei 10 cm groß. Er empfahl angesichts der Kompexität des Falls und der Lage des Tumors, die Behandlung in Buenos Aires durchzuführen. Der Tumor betraf das Sprech- und Schluckzentrum, den Trigeminusnerv und einen großen Teil der Kopfnerven. Ihre Familie lebte in Buenos Aires und war jederzeit da, um zu helfen und bei ihr zu sein. Eigentlich wollte sie in Santa Fe behandelt werden, so war die Verlegung nach Buenos Aires das erste große Opfer, das Gott von ihr verlangte. Inmitten der Schmerzen nach der Biopsie bat sie einmal, allein mit der Priorin, darum, den Rosenkranz zu beten, nannte konkrete Gebetsanliegen und fügte hinzu: *zur Danksagung*. Die Priorin fragte sie: „Danksagung für alles?" *Ja, für alles.*

In Buenos Aires beschlossen die Ärzte in einer ersten Besprechung im Hospital Austral, eine Chemo- und Strahlentherapie vorzunehmen, da ein chirurgischer Eingriff sehr riskant erschien. Die Untersuchungen waren sehr schmerzhaft und die Kraft, der Frieden und die vollkommene Hingabe, mit der sie die alles andere als

ermutigenden Nachrichten entgegennahm, beeindruckten alle. Mit ihrem unveränderlichen Lächeln wandte sie sich jedem Einzelnen von allen zu, die um sie waren. Als sie sah, dass ihre Priorin weinte, umarmte sie sie und sagte: *Versäume nicht, jeden dieser Momente zu genießen, siehst du nicht das Wirken Gottes in allem? Meine Mutter, wir können nur danksagen.*
Als sie nach Santa Fe zurückkam, um die nächste Behandlungsserie abzuwarten, und ihr Schmerz durch neue Medikamente etwas leichter war, schrieb sie einer ihrer leiblichen Schwestern: *ICH FÜHLE MICH IN DER GLORIE, glücklich, dass ich in meinem Konvent mit meinen Schwestern bin, ich benütze meine halbe Zunge, soweit ich kann, viele Anrufe* (die Priorin hatte sie gebeten, allen zu antworten, die wissen wollten, wie es ihr ging), *es gibt viele Dinge zu sagen, einige kommen mir in meinen Gebeten in der Nacht, wenn ich nicht schlafen kann ..., aber diese Momente tun mir gut, ich fühle, dass ich meine Kräfte wiedergewinne, wenn ich mit dem Herrn bin, es ist merkwürdig. Und am folgenden Tag kann ich mich trotz der Menge an Tabletten, die ich nehme, kaum herumschleppen, aber ich schlafe länger. Also alles in allem geht es mir gut, seid beruhigt, nur das Sprechen geht jeden Tag schlechter. Und am Nachmittag „stolpere ich über meine Zunge", es ist eine Katastrophe ..., aber trotzdem höre ich nicht auf, hemmungslos zu reden ... – scheinbar schlechter als einer, der näselt. Jetzt kommen alle zu mir und bitten mich um Rat, ich schicke sie weg und sage ihnen, sie seien verrückt geworden ... Aber natürlich, wenn*

sie mir sagen, wie es ihnen geht, sage ich ihnen doch etwas, ich liebe sie ja so sehr!
Bevor wir aufbrachen, wollte sie noch, dass wir von uns allen ein Foto machten, um es mitnehmen zu können, und dass wir das Lied „Am Kreuz ist das Leben“ von unserer heiligen Mutter Teresa, das sie so gern hatte, aufnahmen.
In Begleitung ihrer Priorin und, wenn es nötig war, einer weiteren Schwester unserer Gemeinschaft übersiedelte sie für zwei Monate in den Karmel von Lisieux in Buenos Aires. Auch ihre leibliche Schwester, die Nonne, die zwanzig Jahre jünger war als sie, half bei ihrer Betreuung mit, vor allem während der Nächte. Ihre Oberen verlegten sie dafür für sechs Monate nach Buenos Aires.
Vor Beginn der Strahlen- und Chemotherapie wurde ihr wegen der großen Schwierigkeit beim Essen am 21. Januar eine Magensonde gelegt. Dazu war sie im Krankenhaus, wo sie sich eine Aspirationsbronchopneumonie zuzog. Da sie große Schmerzen hatte, wurden Besuche eingeschränkt.
Es kam jemand, den sie kennenlernen wollte, da er nicht an das kontemplative Leben in Klausur glaubte. Trotz ihres Zustands wollte sie für diesen Mann da sein. Als er hereinkam, schaute er ihr Gesicht an, ein Gesicht voll Strahlen, Frieden und Freude, und ihm kam vor, als sähe er jemanden, der nicht krank war, sondern glücklich. Sie segnete ihn und er ging weinend weg, beeindruckt davon, wie ein Mensch Glücksgefühle und Schmerz so miteinander verbinden konnte. Seine Einstellung zum kontemplativen Leben hatte sich geändert.

An alle (Ärzte, Pfleger, Assistenten, Reinigungskräfte) verteilte sie Medaillen und Bilder, sie waren alle bewegt und sagten, das gebe ihnen viel Frieden. Am 25. Januar teilten sie ihr mit, sie würde nichts mehr durch den Mund zu sich nehmen können, was sie vor allen Ärzten einige Tränen kostete. Sie wehrte sich dagegen, dass dieser Moment schon gekommen sei. Ihre erste Reaktion war Angst und Traurigkeit, aber ihr Geheimnis war, dass sie dabei nicht stehen blieb, sondern mit offenem Herzen diese Angst, diesen Schmerz Jesus übergab, ohne etwas zu erzwingen, und annahm, was sie erlebte und fühlte. Am nächsten Tag bat sie die Ärzte, die ihre Reaktion erlebt hatten, um Entschuldigung, und jedem, der in ihr Zimmer kam, erzählte sie, was sie erlebt hatte, ohne ihre Zerbrechlichkeit zu verbergen. Und sie sagte: *Das Opfer ist angeboten*, ohne Protest, Klagen, Tränen. Sie erlangte eine derartige innere Freiheit, dass wir nicht nur vor ihren Augen das Wasser und das Essen stehen lassen konnten, sondern sie fragte uns auch, was wir gegessen hätten, wir sollten es ihr mit allen Einzelheiten erzählen. Eines Tages wachte sie sehr fröhlich auf und sagte: *Ich habe geträumt, dass ich ein paar kleine Sandwiches mit Schinken und Käse gegessen habe, die waren wunderbar!* So konnte sie auch anderen helfen, die solche Zustände erlebten: *Jesus hat deine Angst auf sich genommen. Wenn sie wiederkommt, sollst du keine Angst mehr haben, man darf nicht ausweichen wollen. Man muss einfach festbleiben und sagen: „Jesus, ich vertraue auf dich". Auch der Teufel nutzt dies, denn er lässt*

uns glauben, dass diese Momente nie vergehen werden.
Sie war in ihrer Krankheit immer sehr realistisch und schätzte die Ärzte, die ihr angesichts ihrer Fröhlichkeit die ganze Wahrheit sagten, was geschehen würde, weil sie ihr so halfen, sich vorzubereiten. Und deshalb fand sie sie *sehr menschlich.*
Bei einer ihrer ersten Strahlenbehandlungen hatte man ihr gesagt, sie könne danach ein saures Bonbon lutschen; am Eingang des Behandlungssaals gab es nämlich ein Körbchen mit Bonbons. Sie sah diese und sagte: *He, das ist gut!* Und steckte eines in ihre Tasche. Als sie herauskam, begann sie es auszuwickeln, aber ihre leibliche Schwester (die Nonne) sagte ihr, sie dürfe es nicht essen. *Bist du sicher? Mir wurde gesagt, ich dürfe es.* „Nein, Ceci, du darfst es nicht!“ – und sie murmelte ein sanftes „gut“, ganz gelassen und gleichmütig. Demütig und gehorsam wickelte sie es wieder ein und legte es in den Korb zurück.
Die Behandlung verursachte ihr noch mehr Wunden im Mund, nun schmerzte nicht nur die Zunge, sondern auch der Gaumen. Sie konnte die Zunge nicht mehr bewegen, keinen Kuss mehr geben, aber sie lächelte weiter. Die tägliche Messe im Konvent füllte sich mit ihren zahlreichen Familienmitgliedern, die bei ihr sein wollten, auch wenn sie sie nicht sehen konnten. Am Anfang empfing sie trotz ihrer heftigen Schmerzen nach der Messe noch einige für ein Weilchen. Sie lebte das Hier und Jetzt, fühlte ihre Ohnmacht und nahm sie an, ohne der Rea-

lität auszuweichen. Das gab ihr die Kraft, sich voll in die Arbeit zu stürzen und Messgewänder zu nähen. Ende Februar, nach der Hälfte der Behandlung, erlitt sie den Tod von drei geliebten Menschen, darunter ihrem Onkel väterlicherseits, ihrem Paten. Sie war sehr niedergeschlagen und weinte viel und ließ ihrem Schmerz darüber freien Lauf, dass sie sich nicht von ihm hatte verabschieden können. Physisch ging es ihr sehr schlecht, sie konnte fast nicht sprechen, brütete eine neue Bronchitis aus, mit Erbrechen und Schleimspucken usw.. Alles wurde noch komplizierter und erschwerte die Ernährung und Flüssigkeitszufuhr über die Magensonde. Aufgrund dieses Zustands wurde die vierte Chemotherapie ausgesetzt. In dieser Zeit wurde sie von einer unserer Schwestern betreut, die dem Tod und schweren Krankheiten gegenüber sehr ängstlich war. Sr. Cecilia María hatte ihr vor Beginn der Behandlung gesagt: *Wenn ich in meinem schlimmsten Moment sein werde, möchte ich, dass du es bist, die bei mir ist.* Sie wollte ihr damit helfen, ihre Ängste zu überwinden. Und die Vorsehung wollte, dass es gerade diese Schwester war, die bei ihrem Tod an ihrer Seite war. In der letzten Behandlungswoche vor der Trennung wollten wir eine teresianische Rekreation gemeinsam mit den Schwestern abhalten, die uns beherbergt hatten. An diesen Tagen nahm Sr. Cecilia María nicht teil, aber wir probten am Vormittag in ihrem Zimmer mit einigen Schwestern, um sie abzulenken. Sie hatte während der ganzen Behandlung nicht Geige gespielt – die Stelle, an der sie die Geige ansetz-

te, wurde jetzt bestrahlt –, aber sie wollte der Gemeinschaft Freude bereiten und spielte unter großer Anstrengung, während wir sangen: „Am Kreuz ist das Leben und der Trost“, das Gedicht der heiligen Teresa von Avila.
Sie stand die ganze Strahlenbehandlung durch und am 9. März nach der Danksagungsmesse, in der ihre große Familie sie begleitete, kehrte sie nach Santa Fe zurück, um inmitten ihrer Schwestern die Osterwoche zu verbringen. Die Ärzte gaben ihr zwei Monate „Ferien“, um die Ergebnisse der Behandlung abzuwarten.
Wenige Tage nach der Ankunft zeigte sich eine Bronchitis und Fieber, und zum schmerzlichen Bedauern aller musste sie am 24. März, Karsamstag wieder in das Krankenhaus in Santa Fe. Sie selbst vertraute unter Tränen einer Schwester an: *Ich kann nicht mehr.* Während ihres Aufenthalts im Krankenhaus war sie sehr schwach und müde – sie hatte eine Lungenentzündung, wie sie im Buch steht –, empfing aber alle Besuche mit großem Lächeln. Seminaristen besuchten sie, sie nahm sehr an ihrem Leben teil.
Einmal kam um Mitternacht eine Krankenschwester, und als sie sie sah, sagte sie, sie spüre so großen Frieden, dass sie weinen müsse. Weinend schaute sie sie an und gestand ihr, sie sei der Kirche sehr fern. Sie erzählte von ihren Familienproblemen und dass sie die Starke sein und alles tragen müsse. Sr. Cecilia María achtete nicht auf den Schmerz in ihrem Mund und sagte ihr, sie solle nicht so viele Dinge in ihrem Herzen verschlossen halten, davon würde sie krank werden, sie solle zu verzeihen wissen und nicht

Kreuze auf sich laden, die Gott nicht von ihr verlange: *Gott will uns nicht traurig. Mir geht es so, wenn mir der Mund wehtut, dann dreht sich mein ganzes Leben darum, als ob es das Einzige auf der Welt wäre, aber wir müssen lernen, jedem Ding seinen Platz zu geben ... Das ist vielleicht ein dummes Beispiel, weil die Schmerzen des Herzens nicht so sind wie die des Körpers. Das Wichtigste, um Frieden und Freude zu haben, ist, mit Jesus eng verbunden zu sein. Ich weiß, dass der Frieden, den ich habe, nicht mein Frieden ist, sondern der Frieden Jesu, es ist nicht meine Freude, sondern die Freude Jesu. Wenn wir alles vereinigt mit ihm leben, werden wir selbst ein neuer Christus.* Die Krankenschwester lächelte unter Tränen und sagte: „Ich bin gekommen, um dich zu pflegen und zu heilen, und jetzt ...“. Sr. Cecilia María sagte ihr mit dem letzten bisschen Stimme, das ihr blieb: *Wir sind Brüder und Schwestern, nicht? Wir helfen uns alle gegenseitig.* Die Krankenschwester verabschiedete sich voll Dankbarkeit und durfte einen Rosenkranz mitnehmen, den sie von da an jeden Tag betete.
Als die Biochemikerin kam und von ihrem Verlobten sprach, sagte sie ihr: *Um deiner Liebe willen, heirate und lade mich zur Hochzeit ein.* „Weißt du was? Gerade gestern habe ich meinem Verlobten erzählt, dass mich jedes Mal, wenn ich zu dir zur Blutabnahme komme, ein solcher Frieden erfüllt, dass ich ihn dann in den anderen Zimmern ausstrahlen muss.“
Der Kaplan brachte ihr jeden Tag die Kommunion, und als er die Familie traf, die aus Buenos

Aires gekommen war, um sie zu betreuen, sagte er zu ihr: „Ich bin so beeindruckt von der Liebe, die ihr gegenseitig in eurer Familie habt, ihr müsst Gott danken für eure Familie." Sr. Cecilia María antwortete: *Liebe von oben, Liebe von allen Seiten* (sie lächelte und unterstrich es mit einer Handbewegung), *von allen umgeben und verwöhnt. Umso größer ist die Verpflichtung. Ich weiß nicht, ob das das richtige Wort ist, aber wenn man von klein auf so viel bekommt, hat man dem Nächsten gegenüber eine größere Verantwortung, man muss mehr geben, nicht wahr?* Nach einer Weile, in der Danksagung nach der Kommunion, sagte sie zu ihrer Schwester, der Nonne: *Was für ein großes Geheimnis ist doch die Berufung, nicht wahr? Gott nimmt unseren Lehm, formt uns von der einen Seite und von der anderen und tut sein Werk.*
Da wir Bilder vom barmherzigen Jesus hatten, dessen Fest am Tag darauf war, schlug sie einer der Schwestern, die sie betreuten, vor, die anderen Patienten zu besuchen und die Bilder zu verteilen. Sie gingen los mit all den Dingen für die Ernährung, die an ihr herunterhingen. Die Begleiterin zweifelte, ob sie in ein Zimmer mit Männern hineingehen sollten, die wenig bekleidet waren, aber sie zog die Schwester mit sich und ging ohne Zögern hinein. Sie beteiligte sich am Gespräch nur mit einem Gruß und ihrem Lächeln. Einer der Patienten blieb stumm, aber nach ein paar Fragen erzählte er, er habe einen Tumor im Kopf. Sr. Cecilia María nahm ihn sofort bei den Händen und rief: *Mein Bruder!* So wurde das Gespräch tiefer. Sie gingen in mehre-

re Zimmer, kehrten aber dann wegen ihrer großen Müdigkeit zurück.
Danach kamen ihre verheirateten Schwestern aus Buenos Aires und sie sagte ihnen: *Meine Zunge ist kaputt, ich habe Schmerzen und alles ist verschleimt.* Aber sie sprach doch den ganzen Nachmittag mit ihnen über das Blut, das in ihren Adern floss: Sie fühlten sich durch gemeinsame Gefühle verbunden, die sie als „Löwe im Käfig“ bezeichneten. Und sie ließ sie an dem Weg teilhaben, den der Herr sie führte: *Es ist leichter, sich kennenzulernen, wenn das Elend offen dasteht, weil man dann die Erniedrigung erfahren und erleben und in Demut um Verzeihung bitten kann. Wenn einer dagegen von Natur aus dazu neigt, Dinge für sich zu behalten und zu verbergen, als würde nichts passieren, läuft er Gefahr, krank zu werden und nicht mehr richtig zu sehen. Das macht dann die wahre Selbsterkenntnis schwierig und so kann man die Barmherzigkeit Gottes nicht erfahren: uns von ihm in unserer Schwachheit lieben zu lassen und zuzulassen, dass er in uns sein Werk tut.* Sie schlossen ab mit dem Vespergebet, und als sie zu den Fürbitten kamen, bat sie für die Organisation Pro-Vida, die in Santa Fe gegründet wurde, und rief dreimal mit erhobenen Armen lächelnd: *Und es lebe der Krebs!*
Dann kam die Priorin und sagte ihr, sie würde nicht am nächsten Tag, dem Barmherzigkeitssonntag, entlassen. Sr. Cecilia umarmte wie ein zahmes Lamm ihre Priorin, ohne Klagen, sie drückte nur ihre Enttäuschung mit ruhiger, sanfter Stimme aus: *Also gut, hier lassen sie mich als*

Gefangene, zuerst heißt es, es geht am Samstag zurück, dann am Sonntag, jetzt am Montag, dann am Dienstag, Mittwoch, Donnerstag, ohne Ostern und ohne Barmherzigkeitsfest, nun ja, unsere Mutter, ich glaube dir gar nichts mehr. Und sie lächelte dabei. Die Priorin antwortete ihr: „Was für ein großes Fest, liebe Tochter meiner Seele, die Barmherzigkeit im Krankenhaus zu erleben, denk doch, wie vielen du von hier aus mit deinem Opfer helfen kannst." Und sie: *Gefangen, gefangen lässt du mich hier ...* Ihre (leibliche) Mutter sagte ihr, ihre Mutter Oberin litte auch, sie solle nicht so etwas zu ihr sagen. *Mama, lass mich sagen, was ich fühle, wenn ich es hier nicht mit euch teile, wo dann?* Am Barmherzigkeitssonntag wachte sie dann mit Schmerzen im Mund auf, mit Husten und Verschleimung und mit der Traurigkeit, dort bleiben zu müssen. Aber an diesem Tag schob sie die Schmerzen mehr denn je beiseite und gab der Reinigungskraft ein großes Bild des barmherzigen Jesus. Wenig später kamen mehrere Putzfrauen und Krankenschwestern von anderen Stationen, die auch um Bilder baten. Sie deutete auf das Herz Jesu und sagte ihnen: *Hier im Herzen Jesu, wo Wasser und Blut herausfließt, sind wir alle, da bist du, deine Kinder, deine Familie, die Kirche, von dort umarmt er uns alle und kümmert sich um uns.*

Am Montag kam sie in ihren geliebten Karmel zurück. Bald wollte sie die Schmerzmittel herabsetzen, um nicht die ganze Zeit schläfrig zu sein. Es war ihre Entscheidung und sie wurde respektiert, aber der Schmerz nahm wieder zu.

Sie hatte große Hoffnung, dass die Behandlung wirken würde, und versuchte einen Milchkaffee zu trinken, den sie so gern mochte. Wegen der Schmerzen brauchte sie dazu eine Stunde, aber sie war glücklich. Als man aber eine Schluckprobe machte, ging es sehr schlecht und sie musste wieder dazu zurückkehren, nichts mehr über den Mund aufzunehmen, was sie sehr enttäuschte. Am gleichen Tag teilte sie in einer Zusammenkunft der Gemeinschaft aus der Tiefe ihres Herzens ihr Gebet mit: *Ich danke dir, Vater, dass ich dir etwas hingeben kann, was ich nie selbst gewählt hätte: nicht mehr essen und trinken.*
Sie nahm an allen Rekreationen teil, ging mit ihrer Spritze zur Ernährung ins Refektorium und nahm stumm, soweit sie konnte, an der Liturgie der Stundengebete teil. Jeden Nachmittag überwand sie nach der Siesta den Schmerz und die Schwäche und ging begeistert mit der Schwester, die sie abholte, um an einem Messgewand zu arbeiten. *Das lässt mich einen Augenblick meine Zunge vergessen.*
Es näherte sich der Tag der Weihe unseres Altars und unserer Kapelle und uns war sehr bewusst, dass der Altar unseres Herzens und der Altar aus Stein einen einzigen Altar bilden. Deshalb baten wir den Bischof, es solle an einem Tag sein, an dem wir alle zugegen sein konnten, das war unsere einzige Bedingung. Was Gott ihr und uns allen als Opfer aufgab, war ihre Krankheit, in der sie sich von Anfang an mit dem Opferlamm Christus identifizierte, mit Christus, der bis zum Tod gehorchte, bis zum Tod am

Kreuz. Ein Symbol dafür war ein Pergament, in dem wir aufs Neue unsere dem Herrn geweihten Leben anboten. Das Pergament hatte sie geschrieben, wir hatten es alle unterschrieben und es wurde in den Altar neben den Reliquien der Märtyrer eingelassen. Als Weihetag wurde der 30. April gewählt.
Zwei Tage vorher wurde eine Geschwulst an ihrer Zunge sehr deutlich, der Schmerz wurde unerträglich. Sr. Cecilia María, die darum gerungen hatte, die Dosis der Schmerzmittel zu senken, kam an den Rand ihrer Kräfte. Sie lehnte sich an die Brust ihrer Priorin, neigte den Kopf wie ein sanftes Lamm und musste erkennen, dass die Krankheit fortschritt. In freier Entscheidung übte sie Hingabe und Gehorsam. Trotz Erhöhung der Schmerzmittel hatte sie am Tag der Altarweihe große Schmerzen. Dennoch nahm sie teil und spielte Violine, als wir „die Hochzeit des Lamms" sangen.
Am folgenden Tag wurde beschlossen, die Reise nach Buenos Aires vorzuverlegen. Alle Ärzte, die sie sahen, waren sich einig: Sie sollte unbedingt alle Mittel bekommen, um die Schmerzen in Grenzen zu halten. Sie war sehr glücklich, bald wieder zurückkehren zu können.
Da die Geschwulst weiter schnell wuchs, ging sie eine Woche später wieder nach Buenos Aires, sie verließ zum letzten Mal die Gemeinschaft, zu der sie nicht mehr zurückkehren sollte.
Man beschloss eine erneute Biopsie, um die Möglichkeit eines chirurgischen Eingriffs zu prüfen, und es gab eine gemeinsame Untersuchung und Besprechung mit einem Arzt für

alternative Medizin, dessen Meinung Sr. Cecilia María hören wollte.

Am meisten bewegte sie aber, dass sie in der Nähe des Karmel Santa Teresa war, der nach den Konstitutionen von 90 lebte: *Ich möchte die Gelegenheit nützen, um sie zu besuchen und zu grüßen.* (Sie war im Jänner zum ersten Mal dort gewesen und hatte versprochen wiederzukommen.) Den Schwestern dort fiel bei ihren Besuchen auf, wie genau sie über ihre Krankheit Bescheid wusste, wie abgeklärt und fröhlich sie dabei war, als würde nichts passieren. Sie sahen ihren Humor, ihre Stärke, die ihr eine gewisse Würde verlieh, sie bewunderten ihre Seelengröße und gleichzeitig ihre große Einfachheit. Alle fühlten sich von ihr geliebt, es beeindruckte sie, wie sie sich jeder Einzelnen zuwandte, obwohl sie sie erst seit Kurzem kannte. Ihre Fähigkeit zu Freundschaft und Kommunikation war offenkundig, sie erweckte Vertrauen. Was den Gehorsam betraf, so bemerkten die Schwestern die Art ihres Umgangs mit ihrer Priorin: ihre Vertrautheit, ihr kindliches Vertrauen, vereint mit Respekt und übernatürlichem Geist. Sie begriffen, wie das Menschliche und das Übernatürliche im Gehorsam vereint werden kann, wenn man nicht sich selbst sucht. Vor allem vermittelte sie ihnen ihren Wunsch und ihre Begeisterung für die Einheit und Geschwisterlichkeit aller Karmelklöster in unserem Land, den Gemeinschaftsgeist. Andererseits blieb dem Karmel, in dem sie untergebracht war und der den Konstitutionen von 91 folgte, als ihr Vermächtnis an die Gemeinschaft die Arbeit für

die Einheit des Ordens. Dies war etwas, was ihr sehr am Herzen lag, und deshalb war es ansteckend.
Nach dem Besuch fand die alternative Untersuchung statt, eigentlich mit dem Ziel, die Schmerzen zu lindern. Dabei wurde sie mehr als eine Stunde einer sehr schmerzhaften Laserbestrahlung ausgesetzt. Am Ende bot ihr der Arzt eine Ozoninjektion an, worauf sie ganz sanft antwortete: *Da wir beim Tanzen sind, tanzen wir* weiter, doch mit dem Laut einer Ertrinkenden und mit blutender Zunge. Zurück im Karmel sagte ihre Priorin: „Was du heute durchmachen musstest, war schrecklich!" Ihre Antwort: *Du weißt, dass wir in der Woche der Einheit der Christen sind?*
In den Tagen vor der neuen Biopsie besuchte sie ein befreundeter Priester, der aus Rom kam. Er brachte einen Rosenkranz mit, den der Papst als Geschenk für sie aus seiner Tasche genommen und dabei gesagt hatte: „Ich schenke ihn ihr, sie soll für mich beten, ich brauche es sehr und bitte sie, ihre Leiden für mich aufzuopfern."
In diesen Tagen vertraute Sr. Cecilia María ihrer Schwester, der Nonne, an: *Wenn ich den Kreuzweg betete, bat ich beim dritten Fall immer um die Gnade, in meiner Schwachheit stark sein zu können. Ich glaube, Gott hat mir diese Gnade gewährt, er zeigte mir meine Grenzen und lehrte mich, sie zu lieben, über den süßen Gehorsam führte er mich auf seinen Weg. Deshalb kann ich jetzt aufs Neue diese neuen Einschränkungen annehmen und aufopfern, weil Jesus mich darum bittet, nicht essen, nicht sprechen ... Die Gnade, um die ich ihn bitte, ist die Freude, die tiefe Freude.*

Am 19. Mai wurde die neue Biopsie vorgenommen, mit der Gefahr der Notwendigkeit einer Tracheostomie, eines Luftröhrenschnitts. Vor dem Eingang zum Operationssaal fragte ihre Mutter Oberin sie: „Wenn du jetzt ein einziges Wort sagen müsstest, was würdest du sagen?" Sie antwortete: *Jesus, ich vertraue auf dich.* Sie war voll Frieden. Nach dem Eingriff hatte sie große Schmerzen. Die Biopsie zeigte einen aktiven Tumor, der die ganze Zunge erfasst hatte. In diesem Zustand, in dem sie *weder denken noch beten* konnte, wie sie es gewöhnlich beschrieb, gab man ihr die Aufnahme einer mündlichen Botschaft des Papstes zu hören. Die Schwestern des Karmel Lisieux, bei denen sie untergebracht war, hatten einen Anruf vom Papst bekommen und ihn um einige Worte für Sr. Cecilia María gebeten: „Hallo Cecilia, ich bin bei dir, ich weiß, was du leiden musst, es ist ein Moment des Kreuzes, aber ich weiß auch von dem inneren Frieden, den du hast, und dem Opfer, das du für die Kirche bringst. Der Wille des Herrn geschehe, denn was er will, ist immer das Beste, nicht wahr? Also liegt jeder Tag im Willen Gottes. Ich begleite dich mit meinem Gebet und meinem Segen. Und du, bete ein bisschen für mich, ein kleines bisschen. Ich liebe dich sehr." Sie hörte alles mit einem Lächeln an, dann wandte sie ihr Gesicht in heftigem Schmerz ab.
Nach der Biopsie gab es zwei Möglichkeiten: einen großen chirurgischen Eingriff oder palliative Behandlung. Sie bat, sie bei dieser Entscheidung nicht allein zu lassen. Gefasst hörte sie die Meinung aller beteiligten Ärzte, und mit

großem inneren Frieden nahm sie von dem chirurgischen Eingriff Abstand: *Mir scheint, Gott will nicht so viel Aggression.* Es begann die Infusionsbehandlung mit Morphium. Und eines Tages, als der Palliativarzt uns in allen Einzelheiten erkärte, wie die Entwicklung weitergehen würde, und wir sehr hoffnungslos von der Besprechung mit ihm zurückkamen, trafen wir unsere Schwester, die uns mit lächelndem Gesicht und mit dem Morphium in der Hand entgegenkam, um in den Gärten des Krankenhauses spazieren zu gehen ... Als wir sie sahen, wurden wir wieder innerlich ruhig.
Alles war vorbereitet, um nach Santa Fe zurückzukehren und dort zu sterben. Aber am Abend zuvor bekam sie wieder eine Lungenentzündung und musste im Krankenhaus bleiben. Das Fieber verstärkte den Schmerz, aber das hinderte sie nicht daran, an allen mit Interesse Anteil zu nehmen. An dem Tag, müde und von Schmerzen geplagt, wollte sie sich ausruhen. Da kam die Verlobte eines der Ärzte. Kaum hörte sie ihre Stimme, ließ sie sie hereinkommen und sie unterhielten sich, als hätte sie keine Schmerzen. Sie nahm ihre Hände und die Verlobte, selbst auch Ärztin, sagte: „Mein Verlobter sagte mir, ich müsse dich kennenlernen, du strahlst so viel Frieden aus." Sr. Cecilia María zeigte mit den Händen zum Himmel: *Das ist von Gott, nicht von mir.* Die Verlobte öffnete ihr das Herz und vertraute ihr an, was sie beunruhigte. Unter anderem sagte ihr Sr. Cecilia: *Mach einen Kochkurs, denk an die Mutterschaft ... Er ist ein Schatz, man sieht, dass er dich sehr liebt, denk daran, eine Fa-*

milie zu gründen. Die Verlobte weinte und nickte, sie war überwältigt und konnte das Gesicht nicht von ihr wenden. *Du bist sehr lieb, sagte mir dein Verlobter, entfalte deine ganze Zärtlichkeit und hilf ihm*. Die Verlobte stimmte allem gerührt zu und Sr. Cecilia María sagte ihr mit dem letzten Rest ihrer Stimme: *Das Wichtigste, um immer in Frieden zu sein, ist die Messe, die Beichte, der Rosenkranz, hilf ihm dabei!* Sie verabschiedeten sich mit einer innigen Umarmung: *Ich liebe dich bereits, als ob wir schon immer Freundinnen wären, und dabei kenne ich dich noch kaum ...* Ganz gerührt verließ sie das Zimmer. Und so kamen andere Verlobte von Ärzten und die Krankenschwestern von anderen Stockwerken warteten, bis sie an die Reihe kamen, um sie kennenzulernen und den Frieden zu erleben, den sie ausstrahlte.

Mit dem Ausbruch der neuerlichen Aspirationsbronchopneumonie ergab sich die Notwendigkeit der Tracheostomie, der sie freiwillig zustimmte, obwohl der Luftröhrenschnitt seit dem Anfang der Krankheit das war, was sie am meisten fürchtete. Der Palliativarzt sprach mit ihr darüber und sagte: „Das bedeutet lange Zeit im Krankenhaus und du wirst nie mehr etwas sprechen können.“ *Ich kann ja kaum mehr sprechen, das wird mir schwerfallen, aber es ist unvermeidlich und ich werde sowieso nicht mehr lange sprechen können ...* Er riet ihr: „Du musst anfangen, dich zu bewegen, so lange Zeit im Bett wird dir nicht guttun.“ Und mit schelmischem Lächeln meinte sie: *Ich habe durch das Fenster schon andere Orte zum Spazierengehen gesehen.* Nach diesem Gespräch feierte der Kaplan eine Messe in ihrem Zimmer. Die Priorin stimmte an: „Jauchzt vor dem Herrn, alle Länder der Erde, dient dem Herrn mit Freude! Kommt vor sein Antlitz mit Jubel!" (Ps 100,1–2) und Sr. Cecilia María sang mit! Beim Schlusslied „Mutter des Karmel" kamen sie mit dem Text durcheinander und unterbrachen, aber sie sang den richtigen Text weiter und alle konnten wieder weitersingen. Und geistesgegenwärtig wie immer war sie die Einzige, die dem Pater half, der sich beim Einsammeln der Kerzen die ganze Soutane mit Wachs übergossen hatte. Sie winkte ihn zu sich und fing ganz konzentriert an, die Soutane zu reinigen.

Am 31. Mai, dem Tag der Heimsuchung Mariens konnte sie im Rollstuhl an der Messe in der Kapelle teilnehmen. Am nächsten Tag sprach ein Mann die Priorin und Cecilias Schwester, die Nonne, an und sagte: „Entschuldigen Sie, aber gestern, als ich diese Schwester betrachtete, sah ich in ihr das strahlende Gesicht der Braut, die sich auf die Ankunft des Bräutigams vorbereitet, und als ich sie kommunizieren sah, dachte ich an das Hohelied (die Lesung zu Maria Heimsuchung). Es machte mir einen solchen Eindruck, dass ich es gestern Abend meiner Familie erzählte und auch meinen Arbeitskollegen. Entschuldigen Sie, aber das ist das, was ich sah, und ich musste es Ihnen einfach sagen."

Während des Wartens auf die Tracheostomie bekam sie wieder eine Lungenentzündung, sodass die Ärzte zweifelten, ob sie sie vornehmen könnten. Das missfiel ihr im ersten Moment, denn sie mochte es nie, wenn ihre Pläne geändert wurden. Aber dann sagte sie sofort:

••• *Was Gott will. Letzten Endes muss man nicht so viel nachdenken, NUR FÜR HEUTE.* •••
(Zitat eines Gedichts von Thérèse von Lisieux)

Am Vortag der Tracheostomie kamen alle ihre Nichten und Neffen, angeführt von ihrer Schwester, der Nonne, und organisierten im Garten eine Überraschung für sie, die sie vom Fenster aus sehen konnte: Jeder hatte ein Plakat, alle zusammen ergaben: CE-CI – TE – QUE-RE-MOS – MU-CHO – Cecilia, wir lieben dich sehr!, und sie ließen viele weiße Luftballons in den Himmel steigen. Sie schaute dem Schauspiel zu und freute sich trotz ihres verschlechterten Zustandes wie ein Kind. Sie hatte gerade eine neue Dosis Morphium erbeten und grüßte die Kinder vom Fenster aus mit hoch erhobenen Armen, als wäre nichts. Einer der Ärzte schickte eine Nachricht: „In zehn Jahren Krankenhaus habe ich so etwas noch nie gesehen." Viele fragten sich, ob da ein Geburtstag gefeiert wurde. Die ganze Familie fand sich danach betend und singend in der Kapelle ein.
Am 2. Juni wurde die Tracheostomie vorgenommen. Zuvor bat ihre Priorin sie um ein letztes Wort und sie sagte: *Vater, ich lege mich in deine Hände. Jesus, ich vertraue auf dich.* Ihrer Mutter schrieb sie: *Macht euch um mich keine Sorgen, mir wird höchstens ein wenig der Hals wehtun.* Diese Nacht verbrachte sie bewegungslos, um nicht den Husten zu reizen, den ihr die kleins-

te Bewegung verursachte; sie schaute auf den Christus, der vor ihr hing. Ihr Blick war ruhig, ihr Lächeln ließ großen Frieden erkennen, der uns alle tief bewegte. Ihr Gesicht war entspannt, aber man sah, wie sie litt. Man fragte sie: „Tut es weh, ist es dir unangenehm, macht es dir Angst?“ und sie schrieb: *Es tut etwas weh und ist unangenehm und es macht mir Angst, aber das ist normal.* Wenn sie eine neue Dosis Morphium brauchte, schaute sie immer zuerst nach der Zeit, und wenn es auf den Schichtwechsel zuging, wartete sie auf die neue Schwester, sie wollte nie jemandem lästig fallen.
Eine der Folgen der Tracheostomie waren die Absaugungen, die sie bis zum Ende begleiteten. Sie waren traumatisch für sie, da sie zu Erstickungsanfällen führten, und wurden erschwert, weil sich einige Tage später Flüssigkeit in der Lunge sammelte, sodass am 8. Juni noch einmal operiert werden musste. Vor dieser Operation wollte sie alle beteiligten Ärzte hören, die in ihr Zimmer kamen und in Gegenwart von uns Schwestern und der Familie ihre Meinungen kundgaben. Der Chirurg hatte die Bilder gesehen und wollte von der Operation Abstand nehmen, änderte aber seine Meinung, als er sie so voll Leben sah.
In diesen Augenblicken war sie es, die die Situation beherrschte. Sie war eine Frau von großer selbstbestimmter Entscheidungsfähigkeit, in allem überlegt und von ruhiger Gelassenheit. In ihr verband sich äußere Nachgiebigkeit mit starker innerer Festigkeit; obwohl ihre Priorin ihre Ratgeberin und geistliche Mutter

war, war sie es, die die Entscheidungen traf, und es war klar, dass sie mit Jesus jeden Schritt besprach. Zwei Dinge fürchtete sie bei diesem Eingriff: den Schmerz und das Risiko, nicht mehr nach Santa Fe zurückkehren zu können. In der Messe an diesem Tag hatte sie zum ersten Mal als Opfer angeboten, nicht mehr in unsere Gemeinschaft zurückzukehren, was sie genauso bedrückte wie uns. Die Lesung der Messe an diesem Tag war aus dem Brief an die Philipper: „Seid so gesinnt, wie es dem Leben in Christus Jesus entspricht ... Er war gehorsam, gehorsam bis zum Tod, bis zum Tod am Kreuz." Diese Worte hatten sie vom Beginn ihrer Krankheit an geleitet, sie waren es, die sie klar sehen ließen, dass Gott diesen Eingriff von ihr verlangte, sodass sie nach ihrer Entscheidung völlig ruhig war. Jesus wählte für sie den Weg seines Kreuzes und sie nahm ihn ohne Einschränkung an.
Am 7. Juni hatte sie am Abend mit ihrer Gemeinschaft eine virtuelle Zusammenkunft, wie es bei uns häufig der Fall war. An diesem Tag grüßten die Schwestern sie ganz besonders, es war der Jahrestag ihrer Feierlichen Profess und der Vorabend vor ihrer Operation, mit der wir alle einverstanden waren, obwohl sie die Unmöglichkeit ihrer Rückkehr in unsere Gemeinschaft bedeutete. Eine Schwester sagte ihr: „Alles ist geopfert" und sie begann zu weinen. Eine andere Schwester sagte, als sie sie weinen sah: „Ceci, wie sehr du unsere Gemeinschaft liebst!" Das ließ sie noch mehr weinen. Um sie zu trösten, sangen alle ihr das Weihnachtslied: „Weine nicht mehr, mein Leben". Es war ein intensiver

Moment der Erleichterung für unsere Schwester, die sich von der Idee der Rückkehr zu verabschieden begann.
Sie wollte bis zum Ende intensiv leben, deshalb fragte sie noch am Tag der Operation den Kinesiologen: *Man hat mir gesagt, dass man auch mit der Tracheostomie ein bisschen sprechen lernen kann. Könntest du mir das beibringen?* Der Luftröhrenschnitt hinderte sie zwar am Sprechen, aber sie sprach mit den Augen und führte ihre Gespräche mit dem Heft, in das sie schrieb. Ihre Antworten waren konkret und einfach, einige sehr tiefgehend, aber zugleich treffend, alltäglich, einfach. Es war die Einfachheit des Demütigen, des Vertrauensvollen, des Kindes ... So vertraute sie ihrer Mutter Priorin an: *Um sich mit Christus zu treffen, muss man sehr menschlich bis hinab zum Grund sein. Ich fand ihn in meiner Schwachheit.* Ihre Priorin fragte: „Was meinst du mit Schwachheit?“, worauf sie antwortete: *Dass ich falle und wieder aufstehe und meine Armseligkeit annehme.*
Der chirurgische Eingriff brachte ihr im ersten Moment Erleichterung, er verringerte die übermäßige Schleimbildung und die damit verbundene Atemnot. Sie hatte jetzt zwei Drainageschläuche, aus ihrer Seite floss bis zu ihrem Tod ständig Blut und Wasser, was ihr einen brennenden, unstillbaren Durst verursachte.
Sie schickte ihrem Onkel, der Priester in Rom war, eine Botschaft: *Danke, danke, deine Gebete und die von allen sind bei mir angekommen ... Mein Stoßgebet war: Jesus, Sohn Gottes, mein Retter, ich liebe dich – oder so ähnlich.* Ihre

beträchtliche Besserung hielt nicht lange an. Wieder Husten, Sekrete, ständiges Absaugen, unruhige, anstrengende Nächte – sie war erschöpft. In einer dieser Nächte machte sie einer der Krankenschwestern das karmelitanische Zeichen für *Vergelt's dir Gott!* und schlief ein.

Zwei Tage nach der Operation empfahl ihr der Chirurg aufzustehen und etwas im Zimmer umherzugehen. Sie bat ihn sofort um Erlaubnis, zur Messe zu gehen, was ihr bewilligt wurde. Aber wie sollte man sie im Rollstuhl mit so vielen Schläuchen, Kabeln, mit Infusion, Sauerstoff und Morphium da hinbringen? Die Schwester, die sie betreute, schien überfordert, aber sie drängte sie, ohne Angst loszuziehen. Dabei trug sie zum ersten Mal ihren neuen Schleier, da sie wegen des Luftröhrenschnitts keinen Unterschleier mehr tragen konnte. Sie hatte ihn rechtzeitig entworfen und den entsprechenden Stoff bestellt, denn, wie sie lächelnd sagte, *es ist schon so, die Eitelkeit ist das Letzte, was man verliert.* Nach langer Vorbereitung gingen sie mit allen ihren Siebensachen aus dem Zimmer, bewundert von den Krankenschwestern, die es kaum glauben konnten und sich gegenseitig auf sie aufmerksam machten. Sie kamen zur Messe. *Ich fühlte mich erhört, weil ich zum Evangelium kommen konnte.*

Der Chirurg empfahl ihr, Übungen zu machen, die Arme hochzuheben und voll in die Brust zu atmen. Jeden Tag – bis drei Tage vor ihrem Tod – machte sie diese Übung mit unglaublicher Anstrengung.

Sie nutzte den Rat, sich zu bewegen, und fuhr mit dem Rollstuhl und all ihren Dingen im Garten spazieren. Die göttliche Vorsehung wollte es, dass ihre Familie von der Beerdigung eines Onkels zurück ins Krankenhaus kam. Normalerweise konnten sie sie nicht alle sehen, aber ohne es geplant zu haben, trafen sie sich dort alle und begleiteten sie auf ihrem Spaziergang.
Am folgenden Tag, dem 16. Juni erklärte ihr der Lungenarzt, in der Lunge seien Metastasen gefunden worden. Es war ein sehr intensives Gespräch, sie hörte sich alles mit großem Frieden und geistiger Klarheit an. Angesichts der verschiedenen Möglichkeiten musste sie eine Entscheidung treffen und sagte schließlich klar und fest: *Jesus verlangt von mir den längeren Weg ...* Das bedeutete, weiter mit den Drainageschläuchen zu leben – mit der geheimen Hoffnung, sie irgendwann ablegen und nach Santa Fe zurückkehren zu können.
Als sich alle zurückzogen, war sie allein mit ihrer Priorin und ihr kam die ganze Last ihres Menschseins zu Bewusstsein. Mit einer gewissen Angst im Blick schrieb sie: *Das scheint ewig.* Mit geschlossenen Augen verblieb sie in tiefem Schweigen. Da kam ein Kinesiologe herein, der ihre ganze Mütterlichkeit erweckte, weil er ohne Mutter aufgewachsen war. Er schaute sie schweigend an. Als sie ihre Augen öffnete und ihn sah, lächelte sie von einem Ohr zum anderen, nahm ihr Heft und schrieb: *Ich freue mich immer, wenn ich dich sehe.* Als er am nächsten Tag wiederkam, stand sie unter Aufbietung all ihrer Kräfte mit allen ihren Schläuchen aus dem

Bett auf und ging zum Tisch, auf dem Biskotten lagen. Sie teilte sie auf zwei Tabletts auf, verpackte eines davon, gab es ihm und bedeutete ihm, er solle sie mit seinen Kollegen teilen.
Ihr Lächeln war noch intakt, trotz der Müdigkeit und Schwäche. Der Sauerstoff reichte nicht aus und die Ernährung wurde weniger, da sie nachts wegen der Verschleimung erbrechen musste und der Ausgang der Luftröhre verstopft war. Das machte ihr Angst, weil sie plötzlich aufwachte und keine Luft mehr bekam, und sie wollte nicht gern so sterben. Aber mit heroischer Anstrengung machte sie weiter ihre Atemübungen, immer dem Rat der Ärzte gehorchend. Wegen des Durstes setzte sie sich selbst die Spritze mit Wasser und kämpfte dabei hartnäckig gegen das Zittern der Hände.
Die Gemeinschaft von Santa Fe erkannte, dass der Abschied bald bevorstand und sie definitiv nicht zurückkehren würde. Da boten zwei ihrer Brüder an, die Gemeinschaft am Samstag, dem 18. Juni in zwei Gruppen nach Buenos Aires zu bringen, um sich von ihr zu verabschieden. Für diesen Tag hatten wir für Mittag eine Überraschungsmesse vorgesehen. Der Generaldelegierte der Karmeliten in Argentinien sollte sie in Gegenwart von zwei Schwestern der Vereinigung Nuestra Señora de Luján und von uns Schwestern der Gemeinschaft zelebrieren. Diese Überraschung geheimzuhalten und sie zu überreden, ihre Kräfte zu schonen und nicht vor Mittag aufzustehen, war sehr schwierig. In ihrem heruntergekommenen Zustand stand sie auf, kämpfte zwar mit dem Schlaf, blieb aber sitzen.

Ihre Schwester, die Nonne, sagte, sie solle sich wieder hinlegen, aber sie bedeutete ihr mit Gesten: *Jetzt frühstückst du erst einmal, dann beten wir die Laudes, dann kommen meine Übungen und dann erst gehe ich wieder ins Bett.* Während der Laudes kam ihre Mutter Priorin herein und sagte ihr, sie solle sich besser hinlegen, wenn sie zu Mittag zur Messe hinuntergehen wolle. Ohne Widerspruch brach sie die Laudes ab und ging wie ein folgsames Lämmchen ins Bett ...

Nach einer Weile kamen die Schwestern unserer Gemeinschaft ins Zimmer. Sr. Cecilia María öffnete ihre großen Augen, lächelte und strahlte mehr denn je. Sie schaute sie an und griff sich an den Kopf, wie um zu sagen: *Ihr seid verrückt!* Alle umarmten sie der Reihe nach, die Mutter stimmte das Magnificat an, vor Rührung kam sie nicht weiter. Sr. Cecilia María hob die Arme hoch, lächelte glücklich. Die Schwestern deuteten auf ihren Bruder, der sie gebracht hatte: Er hatte es ermöglicht! Und sie schaute ihn mit großer Dankbarkeit und Liebe an.

Bald brachen wir alle mit ihr zur Messe in der Kapelle auf. Zusammen mit ihrer ganzen Familie erwartete sie der nächste Teil der Überraschung. Sie hatte ihre Krankheit für die Einheit des Karmel angeboten. Die Eucharistie versammelte und vereinte uns ...

Am Nachmittag kamen überraschend auch unsere Schwestern vom Karmel von Lisieux, die sie während dieser Monate aufgenommen hatten. Sie nahm voll Bewegung ihr Heft und schrieb: *Immer wieder eine liebe Überraschung! Um 11 Uhr öffnete ich die Augen und es erschienen*

alle Nonnen aus Santa Fe, und jetzt öffne ich die Augen und es erscheinen alle von Lisieux und dazu noch Topi (eine Schwester aus dem Karmel San Juan)! Eine Schwester bedeutete ihr, es seien nicht „alle" gekommen, aber sie schrieb: *Für mich fehlt keine, in meinem Herzen sind alle. Wie sehr ich euch liebe, Gott segne euch!*
Am Sonntag, dem 19. kam die zweite Gruppe unserer Schwestern aus Santa Fe. Diesmal war die Messe im Zimmer, denn Sr. Cecilia María war von so viel Umtrieb und Rührung erschöpft. Unsere Schwestern kehrten bald nach Santa Fe zurück. Sie hatten sich auf dieser Erde von ihr verabschiedet. An diesem Abend schrieb sie: *Ich weiß nicht, wann ich ins Paradies gehen werde, aber wirklich, ich würde gern zuerst noch nach Santa Fe gehen.*
Danach beteten wir den Rosenkranz und sie nannte die Intention: *Für die Einheit der Christen, für die Einheit des Karmel und dafür, dass die Kirche eine Wiege der Wahrheit, der Liebe und Barmherzigkeit sei für jeden, der sie braucht.*
Am nächsten Tag, dem 20. Juni kam der Palliativarzt und hatte ein intensives Gespräch mit ihr, mit dieser Nähe und dem Vertrauen, das zwischen beiden war. Er fragte sie, ob sie mit Jesus über ihren Tod spreche, und sie schrieb: *Es müsste schon mehr ein Thema zwischen uns sein, aber das ist es noch nicht.* Als er wegging, schrieb sie in ihr Heft und zeigte es mit einem großen Lächeln ihrer Priorin: *Ich habe überlegt, wie meine Totenfeier sein sollte. Zuerst ein kleines kraftvolles Gebet und dann ein großes Fest für alle. Vergesst nicht zu beten, aber auch nicht zu feiern!*

Als sie eine Weile allein mit ihrer Priorin war, las diese ihr eine Stelle aus 2 Kor 3,17–18 vor. Sie schrieb mit großer Anstrengung den Vers 18 ab: „Wir alle aber schauen mit enthülltem Angesicht die Herrlichkeit des Herrn wie in einem Spiegel und werden so in sein eigenes Bild verwandelt, von Herrlichkeit zu Herrlichkeit, durch den Geist des Herrn." Sie bat sie, den Teil, der sich auf die Freiheit bezieht, noch einmal zu lesen, und schrieb ihn so ab: „Der Herr aber ist der Geist; wo aber der Geist des Herrn ist, da ist Freiheit."

In dieser Nacht blieben ihre Priorin und die Schwester „V" bei ihr. Ab dieser Nacht sollten immer zwei bei ihr sein. Die Mutter Priorin sah, dass das Ende nahe und Sr. Cecilia María zwar bei klarem Bewusstsein war, dass ihr aber das unmittelbare Bevorstehen ihres Todes doch nicht ganz bewusst war. Da sie nie wollte, dass man ihr etwas verbarg, wollte die Priorin es ihr sagen und wartete einen geeigneten Augenblick ab. Um Mitternacht kam die Krankenschwester herein und weckte sie, und als sie wieder ging, umarmte die Mutter Priorin Sr. Cecilia María und flüsterte ihr ins Ohr: „Meine geliebte Tochter, Jesus steht vor der Tür, er kommt dich abholen ... du bist die in Schönheit strahlende Braut, im Schmuck ihrer Juwelen und des Goldes von Ofir (das ist in der Auslegung der Väter die Liebe) und er will sich mit dir für immer vereinigen. Er liebt dich zu sehr, er kann nicht mehr länger warten! Schon nähert sich die Hochzeit des Lamms, du bist seine Braut, die schon vorbereitet ist ... Deine Familie ist bereit für die

Übergabe, unsere Gemeinschaft ist es auch." Sie schrieb: *Geh bitte nicht einen Augenblick weg, lass mich nicht allein.* Gleichzeitig drückte sie sie ganz fest an sich und die Mutter Priorin fing an, ihr das Hohelied zu singen: „Steh auf, meine Freundin, meine Schöne, so komm doch! Denn vorbei ist der Winter, verrauscht der Regen. Die Blumen erscheinen im Land, die Zeit zum Singen ist da. Steh auf, steh auf, lass mich deine Stimme hören!" Schließlich sanken ihre Arme herab, sie schlief ein ...

Am nächsten Morgen war das Erste, was sie der Priorin schrieb: *Totus tuus.* Eine Reinigungskraft kam herein und rief: „Was hast du heute für ein strahlendes Gesicht!" Dann kam ein Arzt und fragte, wie es ihr ginge, und sie schrieb: *Am Tag finde ich keine Erleichterung, wenn ich aufwache, ist da mein Schmerz, und nachts ...*

Nach dem Mittagessen betete sie mit der Schwester, die bei ihr war, die Lesehore des Gedenktags des hl. Aloysius Gonzaga. Die Schwester erinnerte sie daran, wie sehr sie geholfen hatte, als sie gemeinsam in der Krankenstation den Tod von zwei alten Schwestern erlebt hatten, wie sie sie ermuntert hatte, keine Angst zu haben, die Schwestern gingen ja in den Himmel. Und sie fragte sie: „Und heute, wie siehst du das heute?" Da schrieb sie nur das Wort *Wie,* dann eine lange gerade Linie, die in *Himmel* mündete.

In dieser Nacht hatte sie Momente, in denen sie wegen des Sauerstoffmangels unruhig wurde, und zeitweise wollte sie sich die Kanüle der Luftröhre, den Venenkatheter und die Magensonde herausreißen. Wir beteten den Rosenkranz und

einige Stoßgebete, auf die sie mit den Lippen antwortete: *Jesus, auf dich vertraue ich.*
In den sechs Monaten schlief sie immer im Sitzen, wir fanden in diesem Monat im Krankenhaus keine bequeme Stellung für ihren Kopf und Hals. Aber sie beklagte sich nie über irgendetwas. Am frühen Morgen wollte sie etwas schreiben, es war unverständlich, sie konzentrierte sich lange und schließlich wurde es deutlich: *Auch wenn wir ihn nicht sehen, Jesus ist da.* Sie bat darum, den Rosenkranz zu beten.
Ihr letzter Tag begann. Sie wachte lächelnd auf. Wenn sie etwas ausruhen konnte, lächelte sie weiter, das war ihre Art der Verständigung. Zu Mittag kamen die Schwestern vom Karmel Luján und vom Karmel Neuquén, die in der Nähe eine Fortbildung hatten. Sie erkannte eine von ihnen und auch in ihrem extremen Zustand verlor sie ihr Lächeln nicht, sie sprach mit dem Gesicht.
Nachdem sie weggegangen waren, nahm Sr. „V" ihre Hände, und als sie sich über sie beugte, erschien das Kreuz, das wir im Habit tragen. Sie heftete ihren Blick darauf und streichelte es mit großer Zärtlichkeit. So ergab sich ein Gespräch. „Liebe Ceci, wenn du mit Jesus in den Himmel gehst, wirst du uns viel Arbeit hinterlassen." Sie lächelte. „Was für ein Noviziat hast du uns die ganze Zeit erleben lassen, die Mutter Oberin, deine Schwester María und mich!" Cecilia horchte aufmerksam auf jedes Wort und lächelte. „Du warst jetzt für mich die Novizenmeisterin ... Was denkst du, ist wichtig für die Ausbildung im Noviziat?" ... Cecilia nahm sie an

den Schultern und umarmte sie einige Minuten lang mit großer Zärtlichkeit wie eine liebevolle Mutter. Und dann schaute die Schwester ihr in die Augen und sagte: „Aber Ceci, findest du nicht auch, dass man die Novizen zurechtweisen muss?“ und sie machte eine Geste im Sinn von „an den Ohren ziehen“. Sie nickte, aber dann umarmte sie sie wieder voll Liebe und gab ihr sofort zu verstehen, dass es für die Erziehung die Kombination von Liebe und Festigkeit braucht ... In Wirklichkeit war diese Umarmung jedoch ein Abschied.
Ihr Zustand wurde schlimmer, sie reagierte nicht mehr zufriedenstellend auf die Medikamente. Etwa um 20 Uhr kam in einem ruhigen Moment der Kaplan. Ein Moment der Vorsehung, in dem sie die Kommunion mit dem Blut Christi, wie immer mit einer Tropfpipette, empfangen konnte. Nach der Kommunion richtete sie sich mit unermesslicher Anstrengung im Bett auf und warf sich in die Arme des Paters, lehnte ihren Kopf an seine Schulter. Er legte sie sanft zurück. Unsere ganze Gemeinschaft erlebte diesen Moment über Skype. Die Schwestern wollten sie nur sehen, sie sah sie an und streichelte sie am Bildschirm. Dann beteten wir gemeinsam die Complet, ein Chor war der von Sante Fe, der andere wir alle, die bei ihr waren.
Sie bekam wieder Morphium und schlief ein. Aber sie wachte neuerlich unruhig auf und atmete schwer. Das wiederholte sich, weil sie nicht mehr auf die Medikamente reagierte. Um Mitternacht fing man an, ihr die Medikamente durch Infusion zu verabreichen, es war der Be-

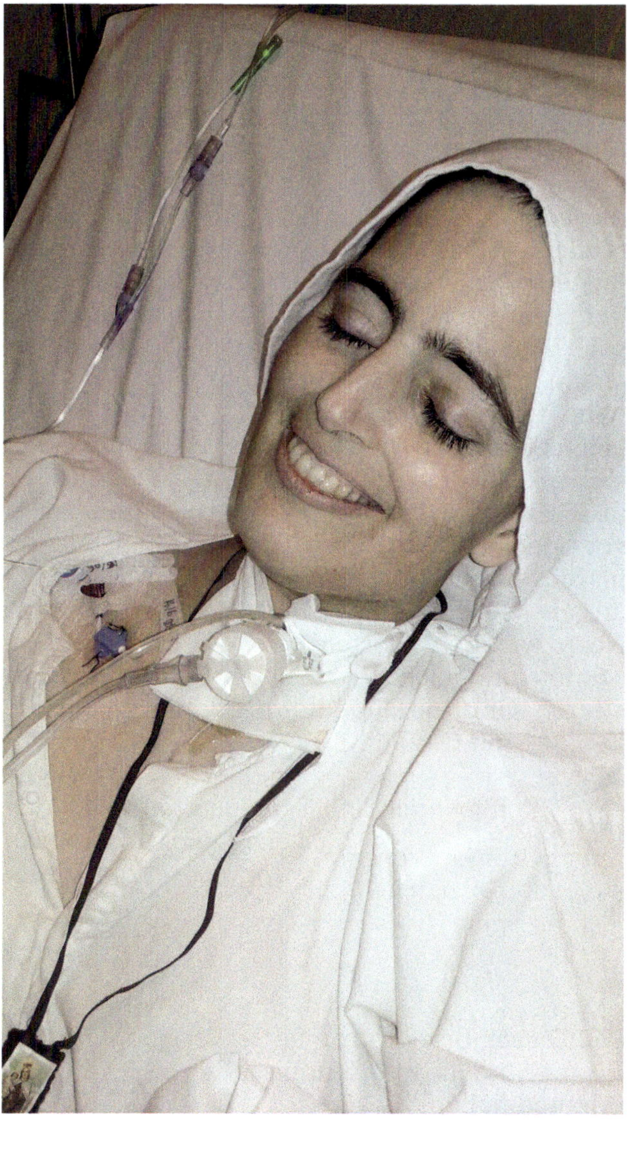

ginn einer sedierenden Behandlung, um ihr das Gefühl des Erstickens und die entsprechende Unruhe zu nehmen. Diese Nacht kümmerten sich Schwester „V“ und ihre leibliche Schwester María um sie. Sie knieten an ihrer Seite, hielten ihr die Hände, sangen und beteten. Ihre Mama, die jeden Tag zu ihr kam, schaffte es nicht, zu ihren letzten Momenten zu kommen. Unterdessen flüsterte ihr Sr. „V“ ins Ohr: „Ceci, schon kommt der Bräutigam.“ Um 3.45 Uhr war die Atmung sehr langsam und unregelmäßig, bis sie mit einem kräftigen Atemzug ihren Geist aushauchte.
Wir bekleideten sie mit ihrem Habit und dem weißen Chormantel und brachten sie singend in die Kapelle des Spitals, wo ausnahmsweise vor dem aufgebahrten Leichnam die erste hl. Messe gefeiert wurde. Der Pater Kaplan fing an, als wolle er eine große Ansprache halten. Nach wenigen Worten versagte ihm aber die Stimme und nach einer Zeit der Stille schloss er: „Bitten wir diese kluge Jungfrau, dass sie unsere Lampen mit Öl füllt ...“

Konvent der Unbeschuhten Karmelitinnen
Santa Fe, Argentinien
carmelosf@gmail.com

P.S. Dieser Brief wurde unter Verwendung der Erinnerungen und Zeugnisse verfasst, die wir erhalten haben.

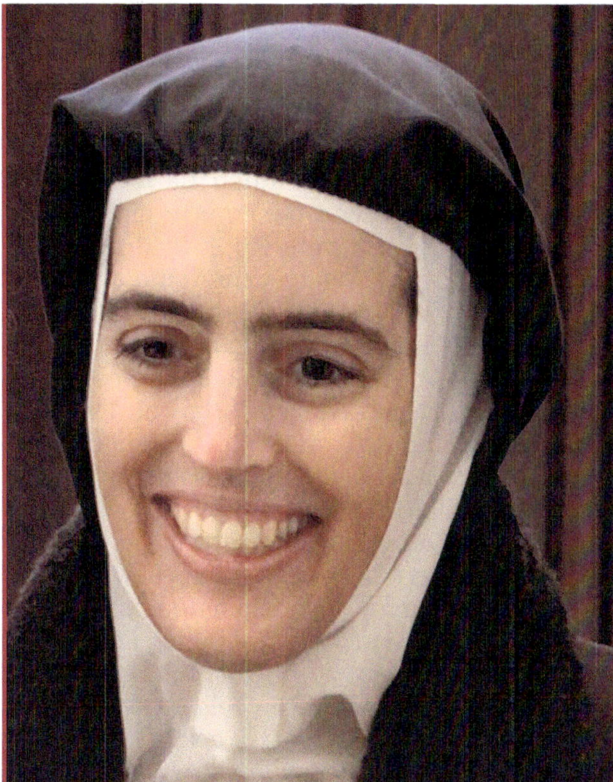

Zeugnis der Berufung

von Sr. Cecilia María
vom Heiligen Antlitz

••• *Herr, ich bin glücklich im Schatten deiner Flügel.* •••

Manche Menschen fragen sich vielleicht, wie ein Mensch, eine Frau, Nonne werden konnte, Unbeschuhte Karmelitin (noch dazu in strenger Klausur!), eine von denen, die eingesperrt leben! Was mag in ihrem Kopf, in ihrem Herzen vor sich gegangen sein, um eine derartige Entscheidung zu treffen? Meinen Eltern und Geschwistern, meiner Großmutter, meinen Verwandten und Freunden versuchte ich es mit all der Weisheit, die ich damals hatte – und mit der, die ich nicht hatte – zu erklären. Jetzt, nach zehn Jahren Leben als Karmelitin, fasse ich Mut, es euch zu erzählen.
Alle Geschichten vom Anruf Gottes an die Seelen sind wunderbar. Es ist, wie wenn wir auf einen Berg steigen und einzigartige Landschaften entdecken, die sich uns tief einprägen. Und wenn wir auch noch so gute Fotos davon machen und sie einem anderen zeigen, ist es doch nicht dasselbe, wie es selbst erlebt zu haben. Wie viel wir auch davon zu erzählen versuchen, es bleiben immer tausend Nuancen nur für die Seele und für Gott.
Schon als junges Mädchen träumte ich davon zu heiraten, später dachte ich „entweder Nonne oder verheiratet, aber niemals unverheiratet!“ Mit 15 Jahren war ich sogar einmal völlig verliebt in einen Jungen, aber der Herr stellte sich dazwischen und ließ mich immer etwas mehr ersehnen, ein „ich weiß nicht was“.

Ihr werdet lachen, im 5. Schuljahr hatte ich schon die Kapelle ausgewählt, obwohl es dafür noch keinen konkreten Partner gab.
Gott bediente sich eines Religionslehrers, in dessen Stunden mir alles von Gott sprach. Alles ließ mich den Wunsch nach dem Himmel verspüren. Ich fing an, jeden Tag in die Messe zu gehen, ich ging vor allem mit einer Freundin, danach trafen wir uns immer mit Freunden. Ich freute mich so sehr, dass wir so viele waren. Ich fing an, meine Gebetszeiten zu halten, den Rosenkranz zu beten, der mir unendlich langweilig schien, aber ich wollte doch die Jungfrau lieben!
Durch denselben Lehrer lernten wir die heilige Teresa von Jesus, Teresa von Avila, kennen und lieben. Ich war fasziniert von ihrer Vertrautheit mit Christus, denn im „Buch ihres Lebens“ ließ sie mich mit ihr beten, obwohl ich nicht zu beten verstand. Sie ließ mich Christus anschauen, sie lehrte mich das innere Gebet, das nach ihren Worten ist: „die Freundschaft mit ihm pflegen, oft allein sein mit ihm, von dem wir wissen, dass er uns liebt“.
Und noch ein typischer Satz von ihr, der mich bezauberte: dass es, um mit dem guten Jesus zu sein, nicht nötig ist, sich den Kopf zu zerbrechen, dass er kein Freund davon ist, dass wir uns den Kopf zerbrechen, dass er nur an unserer Liebe und Gesellschaft Gefallen findet.
Gemeinsam mit einer anderen Freundin träumte ich davon, nach Europa zu reisen, wir spielten einmal in der Lotterie und im Lotto. Vielleicht ahnte meine Großmutter etwas von meinen

Wünschen – sie lud mich in diesem Jahr zu einer Reise zum alten Kontinent ein und bezahlte mir dort eine Rundreise. Um nichts in der Welt wollte ich es versäumen, nach Avila zu fahren (obwohl das in der Rundreise nicht enthalten war). Ich wollte dort hinfahren, wo die heilige Teresa, die Mutter der Unbeschuhten Karmelitinnen, gelebt hatte. Aber Nonne – das war noch kein Thema für mich.

Es war ein 31. Dezember, ein paar Freunde boten mir an mich mitzunehmen, zuerst wollten wir nach Segovia fahren. Ich wusste nicht, dass dort San Juan de la Cruz, der heilige Johannes vom Kreuz, begraben war, der Vater des Karmel. Als ich fast „durch Zufall" die Hinweistafel sah, bat ich, sie sollten mich aussteigen und ein paar Fotos machen lassen. Und dort, an seinem Grab, bat ich mit der ganzen Inbrunst und Sehnsucht meines Herzens, er solle mir Licht in Bezug auf meine Berufung geben. Aber ehrlich gesagt spürte ich nicht, dass er irgendetwas geantwortet hätte.

Als wir nach Avila kamen, war es sechs Uhr am Abend, mitten im Winter, fast schon dunkel.

Wir gingen zum Menschwerdungskloster (Monasterio de la Encarnación), ich traf auf ein paar Mädchen, die für das Museum da waren und gerade den Nonnen die Schlüssel zurückgeben wollten. Als die Pförtnerin meine Betrübnis sah, gab sie mir ein Zeichen, ich sollte mit den Mädchen kommen. Sie gingen hinein in einen Raum, in dem alles aus Stein war (der Bau ist sehr alt, etwas nach 1500 errichtet). Eine Kälte zum Erfrieren! Sie sprachen mit einer sehr lieben Non-

ne durch eine Holztrommel – später erfuhr ich, dass das die Winde war, eine Drehvorrichtung zum Durchreichen von Dingen in die strenge Klausur oder aus der Klausur heraus. Die Nonne sah man nicht, man hörte nur ihre Stimme.
Ich sagte den Mädchen, sie sollten sie bitten zu bleiben, ich wollte mit ihr sprechen.
Ich hatte ein Gefühl, als würde ich mit der heiligen Teresa von Avila selbst sprechen, nur dass ich anfing zu weinen und zu weinen ... Die beiden Freundinnen, die mit mir hineingekommen waren, ließen uns allein.
Die kleine Nonne, die auch Teresa von Jesus hieß, sagte mir, sie sähe in mir „eine Berufung so klar wie das Wasser", und ich sollte nicht darauf warten, dass ein Engel käme, um mir das ins Ohr zu sagen ... Während ich weinte, spürte ich innerlich, wie die ganze unendliche Liebe Gottes sich mir anbot. So wie wenn du plötzlich der ganzen Liebe eines Menschen, den du sehr liebst, gewahr würdest, aber dir vorher nie hättest vorstellen können, **wie groß, wie groß** diese Liebe war. Ich fühlte mich ganz klein und beschämt, so geliebt zu sein, aber gleichzeitig fühlte ich eine große Glückseligkeit, die nicht zu beschreiben ist.
Jetzt mit dem Lauf der Zeit, wo ich mir mehr und mehr meiner Fehler und Grenzen bewusst bin, die ich vorher nicht kannte, beeindruckt mich immer mehr die Liebe Gottes. Dass Gott mich so sehr liebt, so wie ich bin! Aber bei all diesen Zeichen und Gnaden Gottes bekenne ich, dass sie mir nicht reichten, um mich ganz sicher zu fühlen.

Ich meldete mich für das Studium der Logopädie an (und betete dabei, dass ich nicht genommen würde), dann wechselte ich zu den Geisteswissenschaften. Trotz meiner Unschlüssigkeit und Unsicherheit kam mir aber nie ein Zweifel, ob ich aktive oder kontemplative Nonne werden wollte. Ich wollte der Jungfrau gehören und man hatte mir gesagt, „der Karmel gehört ganz Maria" – und der heiligen Teresa.

Schließlich trat ich in einen Karmel in Buenos Aires ein. Ich war dort fünf Monate. Das Leben gefiel mir, aber ich fühlte mich nicht ganz am richtigen Platz. Mit dem ganzen Schmerz und der Finsternis in meiner Seele trat ich wieder aus und dachte, der Karmel sei eine Illusion von mir gewesen, nicht ein wirklicher Anruf Gottes. Aber trotz all meiner Bemühungen konnte ich mir den Karmel nicht aus dem Sinn schlagen. Unterdessen wurde die Nacht heller und trotz des großen Schmerzes breitete sich Frieden in meiner Seele aus. Der Herr bekleidete mich mit Stärke, er gewährte mir die feste und heitere Sicherheit seines Rufs. Diese dunkle Nacht dauerte nur drei Monate, aber meine Wartezeit bis zur Einfahrt in den Hafen dauerte noch drei Jahre.

Mit dieser Gewissheit in meiner Seele klopfte ich an das Tor des Karmel von Santa Fe, der mich schon immer angezogen hatte. Nach dem, was ich vom Hörensagen wusste, zog mich seine Armut, Radikalität und Freude an, aber vor allem ließ mich der Herr diesen Wunsch spüren.

Meine Eltern baten mich, ich sollte studieren und eine Ausbildung abschließen, bevor ich einträte, auch den Schwestern schien es vernünftiger zu warten und mein geistlicher Begleiter sagte, ich sollte dem Wunsch meiner Eltern gehorchen.
Es war ein weiteres Geschenk Gottes, dass ich die Ausbildung als Krankenschwester machte, dass ich am Bett so vieler Sterbender und Kranker stand. Aber jedes Jahr kam ich wieder und klopfte am Tor, um zu sehen, ob sie es sich nicht doch noch anders überlegten ... Mein Gehorsam war noch nicht vollkommen!
In dieser Zeit des Wartens war mein Gebet immer ein Gedicht, das Kardinal Newman vor seiner Konversion schrieb (gekürzt):

••• *Führe mich du, führe mich du,*
in dichter und dunkler Nacht
bin ich fern von zu Hause.
Führe mich du, führe mich du,
ich bitte dich nicht, ferne Grenzen
und Horizonte zu sehen.
Nur ein Schritt mehr genügt mir,
bis die Nacht flieht,
bis endlich das Lächeln der Engel anbricht,
das ich verlor, das ich seit je ersehne,
führe mich du, führe mich du. •••

Endlich bekam ich das Diplom und an einem 8. Dezember nahm mich die Jungfrau in ihr Haus auf. Jesus hat mir in diesen Jahren trotz meiner Armseligkeit die tiefe, freudige Beharr-

lichkeit geschenkt, nur ihm zu gehören, seine Braut zu sein: ihm in meiner Kleinheit helfen zu können, Seelen zu retten, seinen Dienern, den Priestern, dem Heiligen Vater und der Kirche, die in Santa Fe auf Pilgerschaft ist, und unserem armen leidenden Land zu helfen.
Jetzt würde mir die heilige Teresia Benedicta vom Kreuz (Edith Stein) – eine andere große karmelitanische Heilige – sagen:

••• *Du bist weder Ärztin noch Krankenschwester, noch kannst du ihre Wunden verbinden.*
Du bist in deiner Zelle zurückgezogen und kannst nicht zu ihnen kommen.
Du hörst den Todesschrei der Sterbenden
und möchtest Priester sein und an ihrer Seite stehen.
Schau den Gekreuzigten an, mit ihm gemeinsam bist du wie der Allgegenwärtige ...
Mit der Kraft des Kreuzes kannst du
an allen Fronten stehen,
an allen Orten des Kummers. •••

Ich hoffe, ihr werdet mir verzeihen, dass ich das alles nicht mit weniger Worten habe sagen können, es soll eine Danksagung sein für die Gebete so vieler, denen ich meine Berufung verdanke, meiner Urgroßmutter Josefina, den unendlich geliebten Schwestern des Menschwerdungsklosters, den vielen Priestern und Freunden, besonders aber auch meinen Eltern und Geschwistern und meinen Priorinnen und Schwestern dieser Gemeinschaft, die Gott mir geschenkt hat.

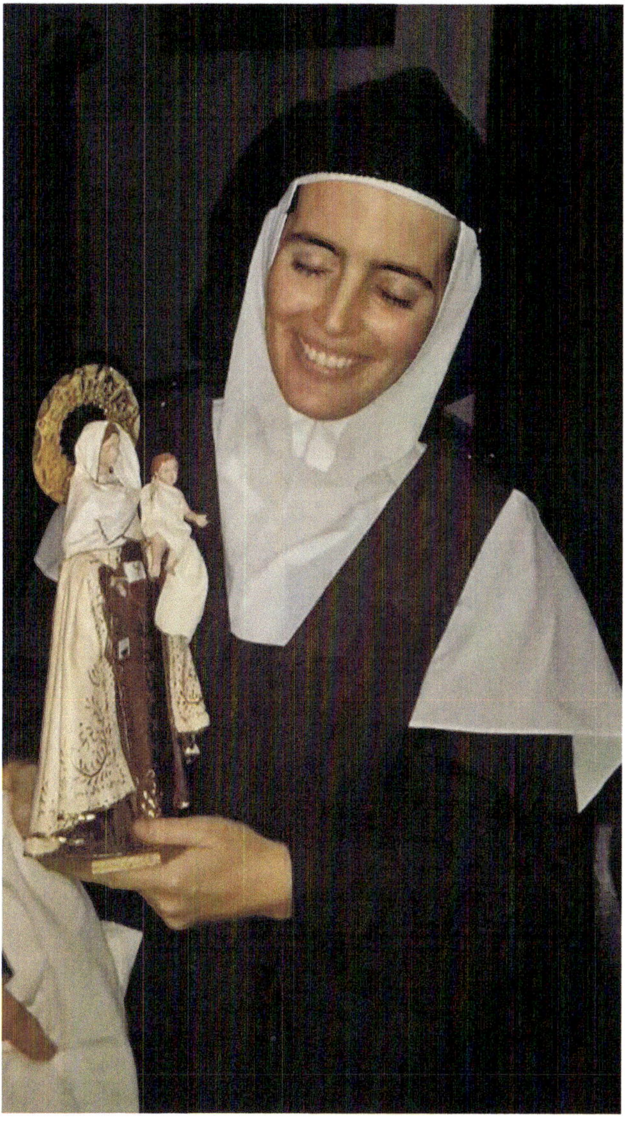

Sr. Cecilia María vom
Heiligen Antlitz,
eine arme Karmelitin
und glückliche Unbeschuhte,
die hofft, jeden Tag
mit noch hellerer
und glühenderer Stimme
die Erbarmungen des Herrn
besingen zu können!

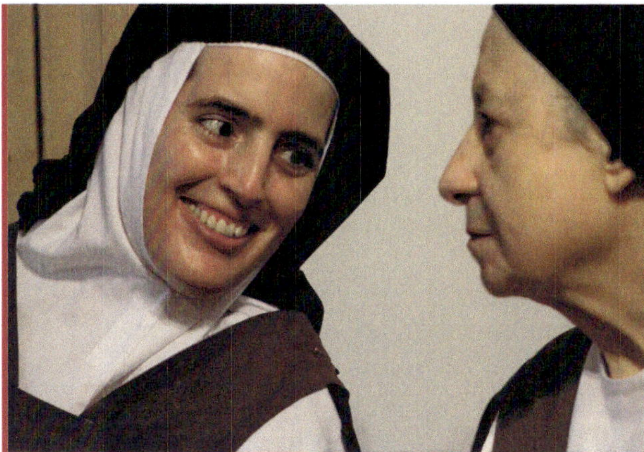

Interview mit Mutter María Magdalena de Jesús

Oberin des Klosters
San José y Santa Teresa,
Santa Fe, Argentinien

(veröffentlicht am 12. 8. 2016)

TEIL I:

Wie Cecilia war

Wie erinnern Sie sich an Sr. Cecilia María, als sie in den Karmel von Santa Fe eintrat?
Sr. Cecilia María trat am 8. Dezember 1997 mit 24 Jahren in unsere Gemeinschaft ein. Sie besuchte uns mit ihrem Vater kurz vor ihrem Eintritt. Am meisten ist mir in Erinnerung, wie liebevoll und zärtlich sie mit ihm umging. Diesen Umgang, nahe und brüderlich, schwesterlich, hatte sie dann von Anfang an auch mit jeder Schwester. Ihr Wesen war sehr natürlich und menschlich und sie war fähig, aus sich herauszugehen, wie am Tag ihres Eintritts: Da sagte sie beim Abschied zu einer ihrer Schwestern: *Mach weiterhin jeden Tag das Bett.* Sie war immer für etwas dankbar, das fiel auf.

Können Sie sagen, warum sie den Namen Cecilia María vom Heiligen Antlitz wählte?
Beim Eintritt behielt sie ihren Taufnamen Cecilia María. 1997 wurde der 100. Todestag der „kleinen" heiligen Thérèse vom Kinde Jesus und vom Heiligen Antlitz gefeiert. In diesem Jahr traten gerade zwei neue Berufungen ein und so beschloss die damalige Priorin, einer den Beinamen „vom Kinde Jesus" und der anderen den Beinamen „vom Heiligen Antlitz" zu geben. Der Beiname, den wir beim Eintritt bekommen, ist sehr bedeutungsvoll, denn mit der Zeit entdeckt man, dass er in gewisser Weise eine Mission in sich trägt, die Gabe, die uns anvertraut ist ... Wir

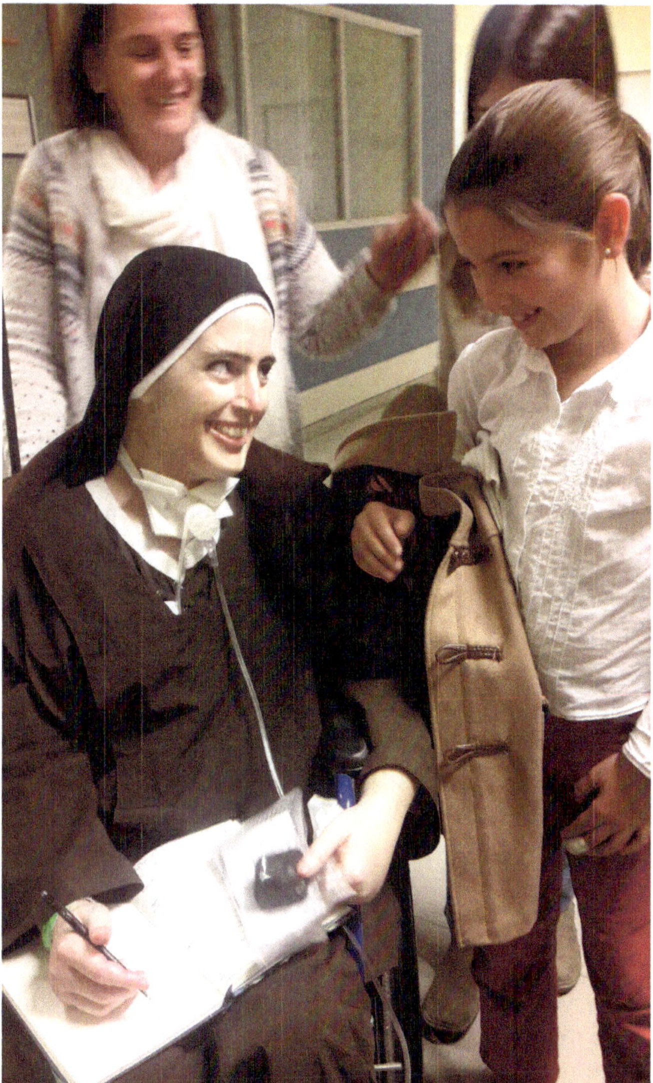

feierten ihren Tag am 6. August, das war in gewisser Weise prophetisch, denn an diesem Tag feiert die Kirche die Verklärung, die Verwandlung des Herrn. Drei Tage vor ihrem Tod bat sie mich, ihr einen Satz des heiligen Paulus vorzulesen, den sie dann mit großer Schwierigkeit auch aufschrieb: „Wir alle aber schauen mit enthülltem Angesicht die Herrlichkeit des Herrn wie in einem Spiegel und werden so in sein eigenes Bild verwandelt, von Herrlichkeit zu Herrlichkeit, durch den Geist des Herrn“ (2 Kor 3,18).

Mit welchen Aspekten der Spiritualität des Ordens hat sie sich besonders identifiziert?
Ich würde sagen, mit dem, was das Wesentliche unseres Charismas ist: der Freundschaft. Die Freundschaft mit Christus und „die Liebe untereinander“, die unsere heilige Mutter Teresa von Avila von uns fordert. Wie das gelebt wird: Sie war einmal tief im Herzen berührt von einem Kommentar, den sie zu einem Vers aus dem Evangelium hörte: „Ihr seid meine Freunde, wenn ihr tut, was ich euch auftrage“ (Joh 15,14). Er lautete: „Das größte Zeichen der Freundschaft ist der Gehorsam.“

Wie war sie zu ihren Schwestern? Was waren ihre hervorstechenden Tugenden?
Sie war offen und extrovertiert. Mit der Zeit entwickelte sie die seltene Tugend, dass sie, wenn sie von sich sprechen musste, einfach und klar sagte, was sie dachte und fühlte, auch wenn es sie manchmal in ein weniger gutes Licht rückte. Sie liebte uns innig und hatte eine besondere

Gabe, in das Herz der anderen zu gelangen. Diese Liebe zu uns war immer anspruchsvoll und wahrhaftig, sie sagte alles geradeheraus und manchmal grenzte ihre Ehrlichkeit an Indiskretion. Sie ging auf alle unsere Bedürfnisse ein und achtete sehr aufmerksam auf Probleme in unseren Familien. Sie nahm jede so, wie wir waren.
Sie war impulsiv und verletzlich. Wenn sie sich über eine andere ärgerte, konnte sie das aber nie so stehen lassen und bat um Verzeihung. Ihre schnellen und heftigen Reaktionen waren für uns manchmal recht lustig ... Bei einer Gelegenheit mussten wir einem anderen Karmel mit Schwestern aushelfen. Sie war zwar einverstanden, aber es fiel ihr so schwer, sich von einer Schwester (es spielt keine Rolle, von welcher) für sechs Monate zu trennen, dass sie eine erste verärgerte Reaktion und Tränen nicht unterdrücken konnte, deren sie sich dann wieder schämte. Ihre Liebe zu uns war sehr menschlich, aber auch geistlich, übernatürlich. Deshalb war es für sie später ein schwerer Verzicht, als sie ihre Krankheit und ihren Tod fern von unserer Gemeinschaft durchleben musste.
Bei ihren Arbeiten brauchte sie immer andere, um ihre Projekte durchzuführen, und eigentlich war es so bis zu ihrem Tod, obwohl sie bei mehr als einer Gelegenheit dank ihrem kraftvollen Temperament auch gut allein zurechtgekommen wäre.
Ihre Spontaneität war geradezu sprichwörtlich. Ich erinnere mich an einen Tag, an dem uns ein junger Priester mit einer Gruppe Jungen besuchte. Normalerweise brauchte es ein bisschen

Zeit, bis man sich näherkam, aber ihr gelang das sofort mit ihrer Begrüßung: *Pater, dir fehlt die Locke!* Wir hatten uns nämlich drei Jahre nicht gesehen und er hatte jetzt eine beginnende Glatze. Die Jungen lachten los und alle fühlten sich sofort wie zu Hause.

Wann erwachte ihr Interesse für die Geige?
Musik und der Wunsch, ein Instrument zu spielen, bedeuteten ihr schon als junges Mädchen viel, deshalb bat sie ihren Taufpaten, ihr ein Pianino zu schenken. Nach einigen Jahren im Karmel äußerte sie ihrer Priorin gegenüber – das war damals nicht ich – das dringende Bedürfnis, ein Instrument zu spielen, da sie gewisse Angstzustände hatte, die sie so aufzufangen hoffte. Einmal sagte sie: *Wenn ich Geige spiele, ist es für mich, als wäre ich hinausgegangen und eine halbe Stunde gelaufen.* Zunächst hatte sie an eine Harfe oder Orgel gedacht, aber ihr Bruder hatte eine Geige, die er nicht spielte, und er schenkte sie ihr gern. Es machte ihr Freude, mit ihrem Klang die Liturgie zu verschönern, und noch einen Monat vor ihrem Tod schrieb sie an ihre Familie: *Der liebe Gott hat mir viele Male erlaubt, ihn zu loben und im Chor zusammen mit meinen Schwestern sein Lob zu singen, das ist kostbar.*

Wann und wie kam es zu der Krankheit? Wie hat sie und wie haben Sie die Diagnose aufgenommen? Sie kannten ihre Seele ... Was dachte sie angesichts dieser Nachricht?
Am 11. Dezember 2015 ging sie zum Zahnarzt. Dabei wurde der Tumor in der Zunge entdeckt.

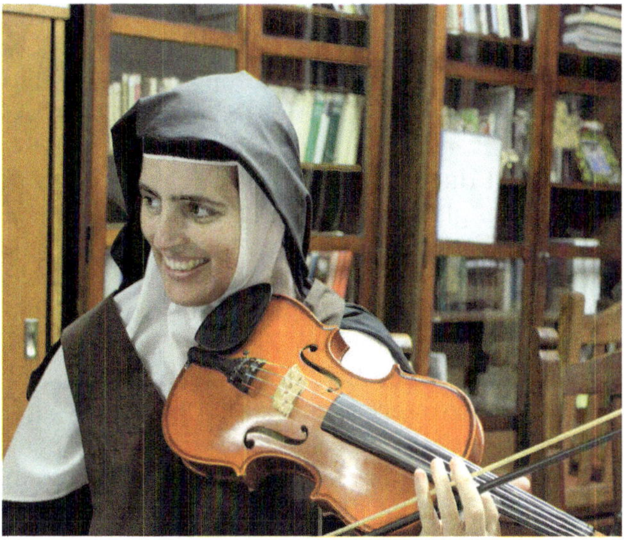

Bis dahin sprach sie immer von Wunden im Mund, die sie störten. Sie versuchte einiges dagegen, aber es half nicht ... Sie hatte in diesen Tagen ein Problem an einem Backenzahn, zögerte aber, zum Zahnarzt zu gehen, weil sie dachte, sie könnte wegen der Wunden den Mund nicht richtig öffnen. Eine unserer befreundeten Zahnärztinnen bestand darauf, dass sie trotzdem kommen sollte, und sie entdeckte bei dieser Behandlung den Tumor. Sie schickte sie sofort zu einem HNO-Spezialisten, der ihr noch am selben Tag einen Termin gab und sagte, sie müsse umgehend eine Tomografie machen lassen. Sie las die Überweisung: „diag.: CA de lengua". Als Krankenschwester verstand sie sofort die Bedeutung der Abkürzung: „Diagnose: Zungenkrebs". Tränen traten in ihre Augen, als sie das der Dame sagte, die sie zum Arzt begleitete. Es war ihre unmittelbare Reaktion, aber sofort nahm sie dann die Tatsache mit einem Frieden und einer Gelassenheit hin, die nur Gott geben kann.

Als sie mit dieser Nachricht zurückkam, konnte ich es nicht glauben. Es schien mir unmöglich ... Ich sah ihr strahlendes, lächelndes Gesicht und konnte nicht glauben, dass sie Krebs hatte. Nach drei Tagen wurde die Tomografie gemacht, die einen großen Tumor am Zungenansatz zeigte. Es war ein großer Schlag für uns alle, es war nicht leicht zu verkraften, ein Albtraum ... Ich spürte innerlich, dass diese Krankheit sehr aggressiv war und sie uns bald wegnehmen würde. Sie war darauf vorbereitet ...

TEIL II:

Der „süße Gehorsam“ während der Krankheit

Nachdem die Diagnose bekannt und die Behandlung eingeleitet war: Wie identifizierte sie sich mit dem Willen Gottes?

Während der ganzen Krankheit wie auch in ihrem gesamten Leben kämpfte sie darum, sich mit dem zu identifizieren, was Gott von ihr wollte. Sie schrieb einmal: *Diese Ausdauer fällt mir schwer, diese Aufmerksamkeit auf das Hier und Jetzt, um auf Jesus zu hören bei den kleinen Schritten, die er mich gehen lassen will.*

Das Schwierigste an der Krankheit war der Wechsel von Tag zu Tag: zuerst der starke Schmerz, den man nie ganz kontrollieren konnte, gegen den man ständig die Dosis der Schmerzmittel steigerte, ohne doch je eine ausreichende Höhe zu erreichen.

Nach der ersten Biopsie hier in Santa Fe konnte sie Jesus etwas opfern, was ihr sehr schwerfiel und sie beunruhigte: Sie sollte die Behandlung auf Anraten des hiesigen Arztes in Buenos Aires beginnen. Sie hatte mir von Anfang an gesagt: *Es würde mir sehr schwerfallen, wenn ich zur Behandlung nach Buenos Aires gehen müsste.* Aber die Vorsehung wollte, dass uns ihre Familie entgegenkam: Sie bot uns die Möglichkeit an, sie in der privaten Universitätsklinik Austral zu behandeln, was wir nicht hätten leisten können, und wir nahmen das Angebot sofort an, da die Behandlung sehr komplex war und große Präzision erforderte. Bis zuletzt blieb sie bei ihrem einzigen Wunsch, zu ihrer Gemeinschaft zurückkehren und hier sterben zu können. Dieser Wunsch ging nicht in Erfüllung. Wenige Tage vor ihrem Tod schrieb sie: *Heute bot ich als Opfer sogar das an, was mir am schwersten fällt,* nicht nach Santa Fe zurückkehren zu können.

Wie entwickelte sich die Krankheit?
Da sich Tag für Tag die Schluckbeschwerden verschlimmerten und sie auch bei der Aufnahme flüssiger Nahrung starke Schmerzen hatte, begriff sie, dass sie die Gastrostomie zur Aufnahme künstlicher Ernährung nicht weiter verschieben konnte. Sie wurde fünf Monate vor ihrem Tod vorgenommen. Sie bekam daraufhin ihre erste Aspirationsbronchopneumonie, sie durfte nichts mehr zu sich nehmen. Wenn wir an den ersten Tagen die Flasche Mineralwasser vor ihren Augen stehen ließen, war das noch eine große Versuchung, sie bat uns, sie wegzunehmen. Es war eindrucksvoll, wie sie sich dabei mit dem identifizierte, was Gott von ihr verlangte. Ihre erste Reaktion war Angst und Traurigkeit, aber ihr Geheimnis war, dass sie nicht dabei stehenblieb, sondern diese Angst, diesen Schmerz mit offenem Herzen Jesus übergab, ohne etwas zu erzwingen, und das, was sie erlebte und fühlte, zutiefst akzeptierte. Und man konnte zuschauen, wie Jesus das alles annahm und verwandelte, indem er ihr seinen Frieden, seinen Trost eingab und ihr neue Kräfte schenkte, mit denen sie sich noch fröhlicher dem stellen konnte, was sie erwartete.

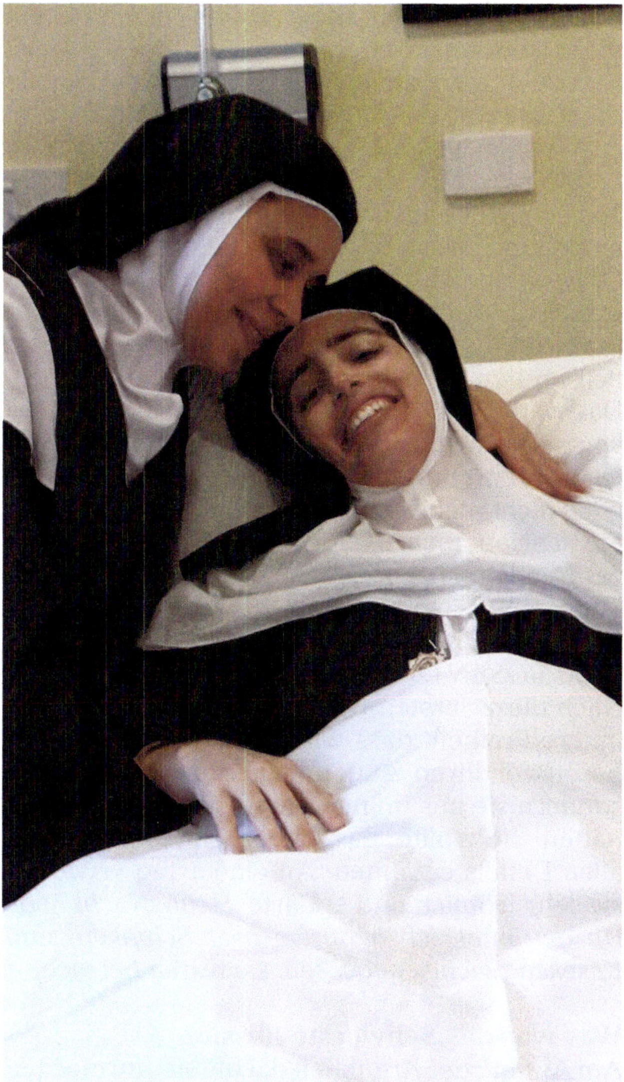

So konnte sie auch anderen Ratschläge geben, die solche Ängste erlebten: *Jesus hat deine Angst auf sich genommen. Wenn sie wiederkommt, sollst du keine Angst mehr haben, man darf nicht ausweichen wollen. Man muss einfach festbleiben und sagen: Jesus, ich vertraue auf dich.* Auch der Teufel nützt es aus, weil er uns in diesen Momenten glauben lässt, dass sie nie vergehen. Aber er ist Geist und kann keine Gesten machen wie ein Kreuz zu küssen (dies machte sie wiederholt in Momenten innerer Unruhe, bevor sie in Agonie fiel) und zu sagen: *Jesus, ich vertraue auf dich.* Das war auch ihr letztes Wort, das sie sagte, bevor sie sich der Tracheostomie unterzog, dem Luftröhrenschnitt, wobei sie wusste, dass sie danach nicht mehr würde sprechen können.
Sie schrieb auch: *Weißt du, im Vaterunser lehrt Jesus uns nicht zu sagen: Befreie uns von der Versuchung, sondern LASS UNS NICHT IN VERSUCHUNG FALLEN UND BEFREIE UNS VOM BÖSEN ODER DEM BÖSEN,* dem Teufel.
Nach dieser ersten Reaktion erlangte sie solche innere Freiheit, dass wir nicht nur Wasser und Essen vor ihren Augen stehen lassen konnten, sondern sie uns immer fragte, was wir zu essen hatten; sie wollte, dass wir es ihr jeden Tag in allen Details erzählten. An einem Tag erwachte sie sehr fröhlich und erklärte: *Heute Nacht habe ich geträumt, ich hätte ein paar Schinken- und Käsesandwiches gegessen, sie waren herrlich!*

Was war das Schwerste für sie?

Am Anfang der Krankheit dachte sie, am meisten würde es sie bedrücken, dass sie nicht mehr sprechen könnte, denn sie war ja äußerst kommunikativ und sprach viel, aber als ich sie gegen das Ende noch einmal danach fragte, war ihre Antwort: *nicht essen und trinken können*. Diese Antwort überraschte mich und sie schrieb: *Essen und Trinken sind eine Lebensnotwendigkeit.* Sie schrieb oft: *Ich habe Durst,* wie Jesus am Kreuz, mit dem sie sich immer mehr eins fühlte. Während der Bestrahlungen schrieb sie: *Mein Mund, meine Zunge, mein Gaumen, alles ist wund, und wenn ich spreche oder „sprechen will", schmerzt alles, es wird nicht leichter, also kann ich nur sagen: FIAT – ES GESCHEHE!* Trotzdem drängte ihre Liebe sie, weiter in Kontakt zu bleiben, zu kommunizieren: *Der Bestrahlungstechniker überraschte mich neulich, als er mir sagte: „Schwester, wenn Sie so zu mir sprechen, geben Sie mir so viel Frieden", und in diesem Moment spürte ich, dass es Jesus ist, der in mir wirkt.*

Die Ärzte des Hospital Austral beeindruckte es, dass sie die Behandlung aufrecht stehend zu Ende bringen konnte. Sie zitierte Dorotheos von Gaza und schrieb: *Die Beständigkeit ist die Tugend des Märtyrers ... Manchmal wird es mir schwer, das „nur für heute" [Thérèse von Lisieux] zu leben. Mir fehlen nur mehr fünf Bestrahlungen ... ich weiß nur, dass ich mir jeden Abend, wenn ich den Kopf auf das Kissen lege, sage: Danke, Gott, ein Tag weniger! Und beim Aufstehen – die Nächte sind ja wegen der Verschleimung unangenehm – denke ich immer: Danke, Gott, eine Nacht weniger! ...* Es fällt mir schwer, immer wieder die Einschränkungen des heutigen Tages mit Dankbarkeit anzunehmen: nicht sprechen zu können, nicht mit den Schwestern die Mahlzeiten und die gemeinsame Rekreation zu teilen ...

Nach Abschluss der Behandlung kam sie mit großer Freude nach Santa Fe zurück und hoffte auf Erholung. Aber schon nach drei Tagen kam die dritte Lungenentzündung, der bald weitere folgten. Am härtesten war aber, als die Schluckuntersuchung schlecht ausging, da schrieb sie: *Ohne Essen ist mein Speichel zähflüssiger und säuerlicher, die Zunge härter etc. ... Ich bin wie Ijob, aber tatsächlich bringt mir die Nacht Erleichterung, hier vergesse ich meinen Mund, ich spüre nicht mehr dauernd das Bedürfnis, den Speichel und den Schleim in mein Toilettenpapier zu spucken.*

Angesichts der Verschlimmerung der Krankheit kehrte sie nach Buenos Aires zurück. Zwischendurch wurde ein Versuch mit alternativer Medizin unternommen, der sehr schmerzhaft war ... Die Behandlung dauerte über eine Stunde, sie ertrug sie mit völliger Hingabe an das Leiden. Aber gleich anschließend dachte sie an etwas anderes: *Weißt du, dass wir in der Gebetswoche für die Einheit der Christen sind?*

Dann wurde wieder eine Biopsie durchgeführt, man fand einen sehr aktiven Tumor, der die ganze Zunge erfasst hatte. Danach schrieb sie einer der Krankenschwestern: *Danke, dass du mir ein bisschen Erleichterung verschaffst, meine Zähne schmerzten sehr, mein Kiefer ist ganz steif und außerdem tun mir die Schnitte weh, die sie mir in die Zunge gemacht haben, ich kann mich nicht entspannen ...*

In Erinnerung an diese Momente schrieb sie später: *Mein Herz ist im Frieden, ich weinte, als ich vor Schmerz nicht mehr konnte und diesen Gedanken hatte: „Wenn das so anfängt, wie wird es später sein?" ... Erst als der Schmerz etwas zurückging, konnte ich beten mit dem Gebet von Charles de Foucauld: „Vater, ich gebe mich in deine Hände." Jesus segnet mich mit dieser Krankheit in ganz besonderer Weise und er wird nichts von mir verlangen, was über meine Kräfte geht.*
Es eröffneten sich ihr zwei Wege: ein größerer, sehr invasiver chirurgischer Eingriff oder Palliativbehandlung. Dem Palliativarzt schrieb sie: *Ich glaube, dass beide Wege, die mit Schmerz verbunden sind, mutig sind. Aber ich habe ja schon die heftige Erfahrung der Strahlenbehandlung – nun, der chirurgische oder jeder andere Eingriff ist schlimmer für mich ... Ich werde alles ganz aufmerksam befolgen, aber ich glaube, auch wenn das übereilt scheinen mag, habe ich mich doch innerlich schon entschieden. Ich denke, Jesus will auch keine weiteren Schmerzen, wie durch eine größere Operation.*
Nach einer Besprechung mit den Ärzten schrieb sie mir: *Mutter, ich fühle mich noch voll Leben und ich möchte dieses Leben geben, so gut ich kann. Die Zeit, die mir noch bleibt, will ich mich in meinem Konvent in Santa Fe mit allen Kräften für meine kleinen Projekte einsetzen.* Das war einen Monat vor ihrem Tod.
Wegen einer neuen Lungenentzündung wurde ein Luftröhrenschnitt beschlossen. Dazu schrieb sie ihrer Familie: *Jetzt kommt der Luftröhren-*

schnitt auf mich zu und ich kann nur für all die Zeit danken, die der liebe Gott mir erlaubt hat, meine Zunge zu gebrauchen, manchmal habe ich sie schlecht gebraucht, bin in Fettnäpfchen getreten, habe manchmal einfach Dummheiten gesagt, aber manchmal ist es ja auch lustig, ein paar Dummheiten zu sagen. In einem anderen Brief schrieb sie: *Ich werde stumm sein wie Zacharias, da führt nichts daran vorbei. Ich versuche das alles Schritt für Schritt zu durchleben, ohne zu wissen, was der nächste Schritt sein wird. Ich weiß nur, dass das meine Vorbereitung auf den Himmel ist.* Als sie nach dem Luftröhrenschnitt aufwachte, vermied sie jede noch so kleine Bewegung mit dem Kopf, weil sie sonst hustete und keine Luft bekam. Die Folgen waren zahlreich: *Ich habe einen ganz trockenen Mund, weil ich nicht durch die Nase atmen kann, mir tut alles weh, was verletzt worden ist, ich habe keinen Speichel …*
Jeder neue Eingriff oder Fieberschub verursachte ihr heftige Schmerzen. Aber das Schlimmste war die Atemnot beim Absaugen, die Kanüle verstopfte sich ständig mit Schleim, die Folge war ein Gefühl des Erstickens: *Ich habe mich die ganze Nacht beherrscht, damit nicht abgesaugt wurde, neulich war es traumatisch. Jetzt kann ich nicht mehr, die Sekrete machen mir Angst, die Atemnot bringt mich um und alles macht noch mehr Schmerzen im Mund.* In diesen Tagen besuchte sie ein befreundeter Priester, der ihr ein Bildchen der „kleinen“ Thérèse von Lisieux in ihrem Krankenbett, kurz vor ihrem Tod, schenkte. Dankbar schrieb sie ihm: *Ich identifiziere*

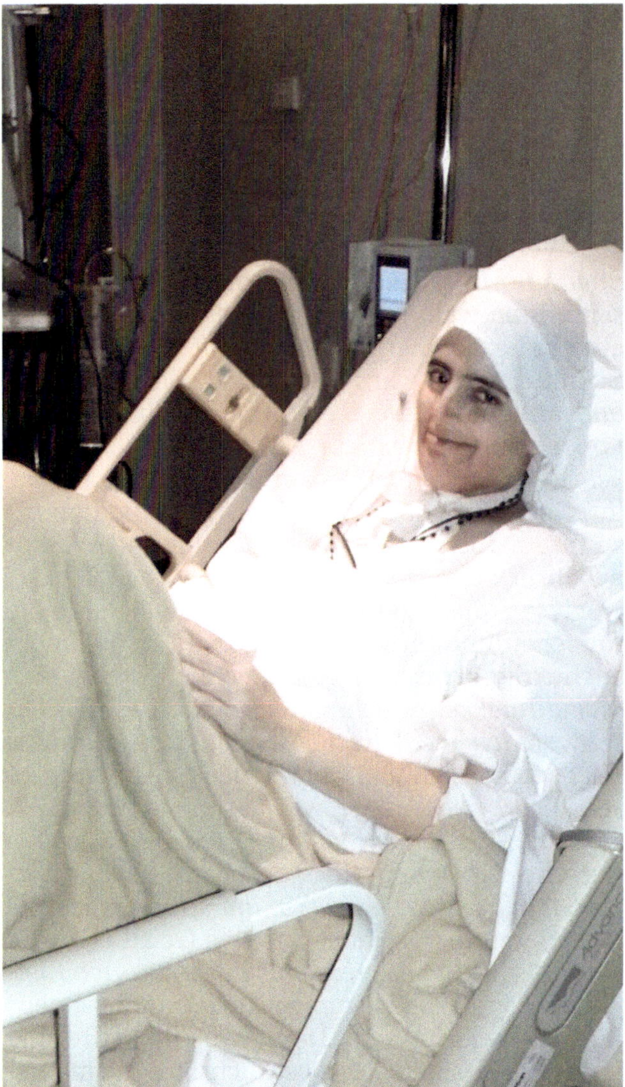

mich mit ihrem Satz: „Ich habe das Geheimnis gefunden, in Frieden zu leiden: Ich wünsche alles, was Jesus will.“

Wenige Tage später entdeckte man Flüssigkeit in der Lunge, man schlug ihr einen weiteren chirurgischen Eingriff vor. Am Tag zuvor schrieb sie: *Am Nachmittag äußerst müde, mit viel Verschleimung, die immer mehr wurde, Stiche im Kopf, die Ohren und der Luftröhrenschnitt tun weh, viel Sekret, Schmerz 5* (sie hatte eine hohe Schmerzschwelle), *mit der Dosis des Schmerzmittels war mir ein bisschen schwindlig und übel, ich hatte Bauchweh ... ich stelle mir vor, sie setzen mir einen Lungenkatheter, was sehr schmerzhaft ist.* Es kam, wie sie vermutete, ihr wurden zwei Katheter gelegt, von da an bis zu ihrem Tod flossen Liter von Blut und Wasser aus ihrer Seite.

Noch vor dieser Operation machte sie sich die Entscheidung für oder gegen den Eingriff nicht leicht. Sie schrieb: *All das verzögert natürlich meine Rückkehr nach Santa Fe und das fällt mir schwer. Ich weiß nicht, wie viel Zeit mir Gott noch geben will, um bei meinen Schwestern zu sein usw., diese Tage will ich nicht verkürzen. Aber ich kann mich auch bei jeder der beiden Entscheidungen irren, oder? ... Ich weiß nicht, warum ich noch die Kraft in mir spüre, mich dieser Operation zu stellen.* Und den Geistlichen bat sie: *Pater, bitten Sie Jesus für mich, dass ich Klarheit erlange, was ich tun soll: ob Gott diese neue Lungenoperation will.* Dabei war ihr Kriterium immer und sie schrieb es auch in diesem Moment, in dem wir alle ganz bestürzt waren: *Was*

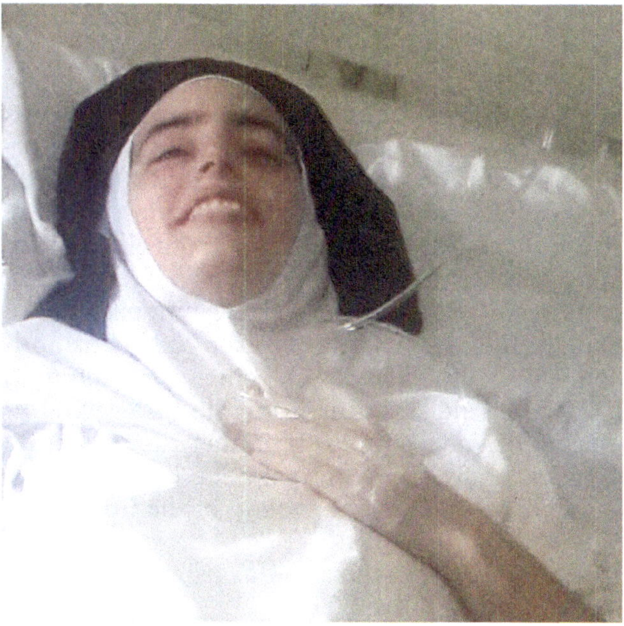

uns am wichtigsten sein muss, ist das, was Jesus will ..., wie er es will ... Und wenn wir in unserem Körper den Glauben leben sollen, ist das, was Gott am meisten von mir und von euch und von allen will, dass wir diesen Ruf zur Freude leben, die uns nicht genommen wird: Wegen dieser Freude hat unser Leben einen Sinn. Das ist die einzige Art und Weise, wie wir dieses Stück des Wegs gehen können, wir dürfen ihm nicht ausweichen. Das Ergebnis ihrer Überlegungen war schließlich: *mich mit allen meinen Kräften all dem anzubieten, was er von mir verlangen mag, MIT DIESER TIEFEN FREUDE, SICH GELIEBT ZU WISSEN.* Ich fragte sie: „Dann liegt der Grund, der dich zur Wahl der Operation bewegt, im Evangelium?" *Ja,* antwortete sie, *in der heutigen Schriftstelle, im Brief an die Philipper, heißt es: Seid untereinander so gesinnt, wie es dem Leben in Christus entspricht. Er war gehorsam bis zum Tod, bis zum Tod am Kreuz* (Phil 2,8). Das alles durchlebte sie nicht nur mit Freude, sondern auch in guter Stimmung. Zu einer Krankenschwester sagte sie: *Ich bin deine Pedrita, nicht wahr?* So hieß nämlich ihr jüngerer Sohn, den sie sehr verwöhnte. Typisch für ihr freundliches Benehmen – wie schlecht es ihr auch ging – war, dass sie sich immer um die anderen kümmerte. So wartete sie z. B. immer die Ablösung des Personals ab, bevor sie neue Medikamente erbat, obwohl sie sie dringend brauchte.

Wie reagierte sie darauf, dass sie Metastasen in der Lunge hatte?

Sie begriff, dass nichts mehr zu machen war, und als der Arzt wegging, verblieb sie mit geschlossenen Augen in tiefem Schweigen. In diesem Moment kam einer der Kinesiologen herein, für den sie sehr mütterliche Gefühle hatte, weil er ohne Mutter aufgewachsen war. Sie lächelte ihn liebevoll an, nahm ihr Heft und schrieb ihm: *Ich freue mich immer, wenn ich dich sehe!* Und noch sechs Tage vor ihrem Tod stand sie unter äußerster Anstrengung auf, um für ihn ein kleines Tablett mit Biskotten einzuwickeln.
In der ganzen Zeit ihrer Krankheit dachte sie immer an die anderen, und als drei Tage vor dem Tod der Palliativarzt sie fragte, ob sie mit Jesus über den Tod spreche, schrieb sie ihm: *Es*

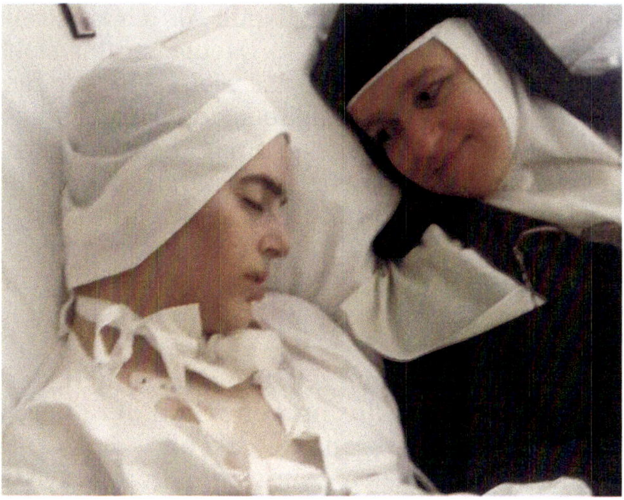

sollte schon mehr ein Thema bei uns sein, ist es aber noch nicht ... Und alles, was den Tod begleiten wird: mein Leiden und das meiner Familie, der Nächsten. Es kommt näher und kommt doch noch nicht näher ... Wir sind bereit, ich bin bereit, es wird alles so kommen, wie er will. Am gleichen Abend, um Mitternacht, umarmte ich sie und flüsterte ihr ins Ohr: „Liebste Tochter, Jesus ist an der Tür, er kommt dich abholen ... Du bist die von Schönheit strahlende Braut, ‚mit Schmuck aus Gold von Ofir', und er will sich mit dir auf ewig vereinigen. Er liebt dich zu sehr, er kann nicht länger warten! Du bist seine Braut, die schon vorbereitet ist ..." Und sie schlief in meinen Armen ein ... Am nächsten Morgen kam eine Angestellte, und als sie sie sah, rief sie: „Was hast du heute für ein strahlendes Gesicht!" Ich fragte sie: „Aber hatte sie das nicht schon die ganzen Tage?" „Nein! Als ich am Freitag kam, war sie nicht so. Heute strahlt sie!" Nach und nach verlor sie das Gleichgewicht, die Ärzte konnten nicht glauben, dass sie immer noch aufstehen konnte, bis sie schließlich am letzten Tag nicht mehr aufstand. Sie lächelte noch, solange sie konnte, und als die Luftnot immer größer wurde, bekam sie noch mehr Beruhigungsmittel, bis der Atem stockte. Mit einem Seufzer verschied sie. Alles war vollbracht!

Sie bot ihre Schmerzen für die Einheit der Kirche an ... War das immer schon der starke Wunsch ihres Herzens gewesen?

Sie hatte immer den Wunsch, in Kontakt mit den Klöstern der Konstitution von 1990 zu bleiben (wir gehören zur Konstitution von 1991), und sie äußerte schon damals ihren Wunsch, für die Einheit zu arbeiten. Aber dieser Wunsch wurde in letzter Zeit erheblich stärker. Dazu trugen zwei Dinge bei: einerseits das Pontifikat von Papst Franziskus und die Trennung unter den Katholiken, andererseits ein Treffen, das wir in unserem Kloster mit Karmelitinnen anderer Gemeinschaften unserer eigenen Konstitution hatten. Es war eine Begegnung, die Mauern zu Fall brachte, Mauern so vieler angehäufter Vorurteile, die sich aus der Geschichte der Verletzungen und Trennung unseres Ordens ergeben hatten. Aber dieses Anliegen der Einheit wurde in ihrem Herzen vor allem mit der Krankheit stark, die über sie kam. Seitdem gebrauchte und verbrauchte sie das bisschen Zunge, das ihr noch blieb, vor allem, indem sie Worte und Ratschläge aussäte, die nur die Einheit innerhalb der Kirche und des Ordens zu fördern suchten, „damit die Welt glauben möge“. Sie sagte: *Man muss die Zunge, die Sprache nutzen,* sie wollte sie für das Wohl aller einsetzen. Aber sie war sich klar darüber, dass Worte allein nicht ausreichten; deshalb bot sie ihre Schmerzen und ihr ganzes Leben für diesen Wunsch an.

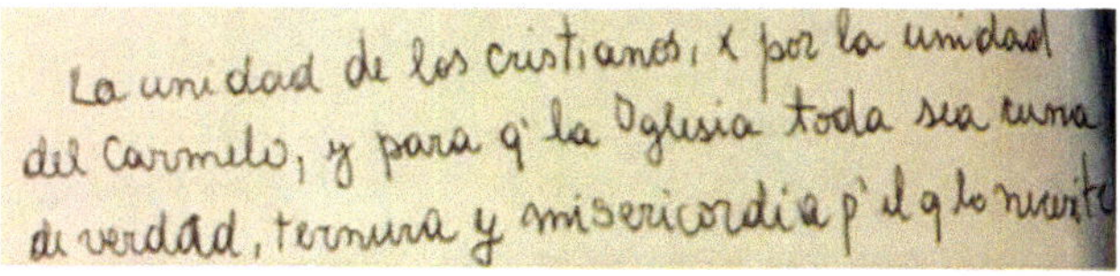
La unidad de los cristianos, x por la unidad
del Carmelo, y para q' la Iglesia toda sea cuna
de verdad, ternura y misericordia p' el q lo necesit

Papst Franziskus sprach eine Botschaft für sie, schickte ihr eine Botschaft. Erinnern Sie sich, wie sie diesen Gruß aufnahm? Was bedeutete er ihr in diesem Moment?

Sie bekam diesen Gruß in einem Augenblick heftigster Schmerzen, in dem sie *weder denken noch beten konnte,* wie sie später schrieb. Sie kam gerade aus dem Operationssaal nach der erneuten Biopsie des Tumors in der Zunge. Die Vorsehung wollte, dass ihre Schwester Lucía gerade bei ihr war, sie hielt ihr das Telefon ans Ohr. Sie hörte alles mit einem Lächeln, sie hat wohl nicht alles verstanden, die Übertragung war nicht ganz einwandfrei. Aber der Papst sprach zu ihr und tröstete sie, das verstand sie. Während der ganzen Nachricht lächelte sie ..., sie lächelte ein letztes Mal, dann wandte sie das Gesicht vor Schmerzen ab ... Tage danach schrieb sie: *Die Botschaft des Papstes war sehr bewegend, ein starkes Erlebnis* für mich, und mehrfach bat sie mich, sie ihr noch einmal vorzuspielen. Einmal fragte ich sie, was sie von allem, was der Papst ihr sagte, am meisten berührt hatte, und sie antwortete: *als er sagte, er liebe mich sehr.*

TEIL III:

Ihr inneres Leben und ihr Vermächtnis

Wie würden Sie die Seele von Cecilia María beschreiben?

Ich würde sie mit den Worten unseres Ordensvaters, des heiligen Johannes vom Kreuz, beschreiben: „Eine verliebte Seele ist eine weiche, sanftmütige, demütige und geduldige Seele." Dieses Werk, das Jesus in ihr vollbrachte, war der Höhepunkt eines langen Weges der Reinigung und Verwandlung, auf dem sie die heftigen Auseinandersetzungen mit dem „alten Menschen" erfuhr, von dem der heilige Paulus spricht, mit seinem Stolz, seinem Egoismus und seiner Ungeduld, und auf dem sie mit tiefer Wahrheitssuche und tiefem Schmerz ihre Zerbrechlichkeit erlebte, die sie allmählich anzunehmen und sogar zu lieben lernte, indem sie es zuließ, dass Christus in ihr wirkte. Sie drückte das mit dem Wort aus: *Ich lernte Christus in meiner Zerbrechlichkeit kennen.* Kurz vor der ersten Operation und der Einleitung der Strahlen- und Chemotherapie schrieb sie in einem Brief an unsere Gemeinschaft: *Bezüglich dessen, was jetzt kommt (die Behandlung), sage ich euch ja immer, der Herr schenkt mir so viel Frieden, dass es mich beeindruckt. Ich weiß nicht, warum er mir, einfach so, so viele Geschenke macht, denn meine Fehler und Auflehnungen sind da wie immer. Ich kann nicht leugnen, dass es einen „Zähmungsprozess" gegeben hat, wie man ihn mit den wildesten Fohlen macht, aber ich weiß, dass die Samen meiner schlechten Gewohnheiten in meinem Herzen verborgen liegen, und ab und zu, mal mehr, mal weniger, holt er sie ans Licht, damit ich das nicht vergesse, wie Mariam Baouardy (Maria von Jesus dem Gekreuzigten, eine palästinensische heilige Karmelitin) sagte: Ich bin ein Staubkorn Jesu, ein Staubkorn des Königs, das eines Tages zum Staub zurückkehrt, wann er es will, niemand kennt den Tag noch die Stunde, also können wir in keiner Weise spekulieren. Wir können nur eines in der Tiefe unseres Herzens tragen: FIAT VOLUNTAS TUA – DEIN WILLE GESCHEHE.*

Ihre Einfachheit und Fröhlichkeit waren besondere Züge von Cecilia. Welche innere Entwicklung führte sie dazu?

Die Einfachheit und Fröhlichkeit waren Tugenden, die sie auf dem Weg des *„süßen Gehorsams“* erwarb, wie sie das gern nannte. Dieser Weg kostete sie Tränen, denn natürlich setzte sie gern ihren eigenen Willen durch. Aber von dem Augenblick an, in dem sie nach mehreren Jahren religiösen Lebens sich „mit entschlossener Entschlossenheit“ [Teresa von Avila] dafür entschied, diesen Weg zu gehen, begann sie mit einem Leben, das sie allmählich immer mehr mit dieser Einfachheit und Fröhlichkeit bekleidete, die in der Krankheit ihre Vollkommenheit erreichten.

Dieser „kleine Weg“ bestand für sie einerseits darin, *sehr klar und durchsichtig zu sein*. Das war ihr Rat: *Ich denke, wenn man sich akzeptiert und sich nach und nach selbst liebt, akzeptiert man eigentlich mehr mit gelassener Ruhe das Liebeswerk, das Gott in einem vollbringt. Und du siehst das. Du kannst etwas spüren, du kannst sprechen, du kannst etwas über dich selbst sagen, dich entschließen, mit den anderen zu sprechen, und dich daran gewöhnen, die richtigen Worte zu gebrauchen für das, was du ERLEBT hast, für das, was du ERLEBST; das hilft dir selbst sehr und es hilft auch denen, die dir zuhören ... Ich brauchte viele Jahre dazu. Wenn ich am Anfang mit den Oberinnen sprach, fing ich immer an zu weinen und konnte nicht ausdrücken, was in meinem Inneren war. Ich glaube, das muss man sehr ernst nehmen und darf nicht zulassen, dass die Dinge sich anhäufen. Man muss immer am selben Tag einen Moment finden, um zu sagen, was einen bedrückt, Wut und Ärger, aber nicht, um jemand Vorwürfe zu machen, sondern um sich auszusprechen, das heißt für mich, um Verzeihung zu bitten.*

Andererseits entwickelte sie *ein aufmerksames und gelehriges Ohr* für alles, was Gott ihr auf ihrem Weg eingab und was sie als „Wort Gottes“ empfing. Das empfahl sie auch einigen jungen Mädchen: *Lass dich nie von deinen Launen leiten, höre auf deine Mama ... Manchmal nimmst du in deinem Inneren ein kleines Lichtchen wahr, das dir sagt: Tu dies, es ist das Beste, das musst du machen ... Aber das Lichtchen ist so winzig, dass es oft scheinbar gleichgültig ist, ob man ihm folgt oder nicht. Wenn man ihm folgt, fühlt man einen großen Frieden, auch wenn es zuerst aussieht wie eine dumme Kleinigkeit. Es ist so schön,*

weil du anfängst, den kennenzulernen, der in deinem Gewissen zu dir spricht, im Geheimsten deines Herzens. Und dort, auf diese Weise, lernst du Jesus kennen und lieben, sein Liebeswerk, das du selbst bist. Er lehrt dich, dich zu lieben, und allmählich führt er dich aus dem Weg deiner Launen heraus ...
Ob wir richtig oder falsch gewählt haben, merken wir manchmal nur an den Ergebnissen, an den Auswirkungen, die es auf uns hat, an dem Frieden, in den wir sinken oder nicht. Mir fiel es sehr schwer zu lernen, dem Heiligen Geist zu folgen, ich irre mich noch immer oft, aber wenn wir „uns selbst gehorchen" (was nichts anderes ist als dem Heiligen Geist zu gehorchen) und unseren eigenen Willen, unsere Launen ablegen, lernen wir allmählich, was Frieden ist, das Glück und die Freude eines Herzens, das sich den anderen hingeben kann. Wenn wir stolz sind, zucken wir die Achseln und sagen und denken: „Ich weiß, was ich tun muss, ich brauche niemand, der es mir sagt." Aber das ist nicht gut, es hat nicht das Siegel und die Warmherzigkeit des guten Geistes, es lässt uns hart und kalt werden. Der Gehorsam macht uns zart, demütig und weich. Und er ist so konkret und real, dass wir in dem Maß, in dem wir auf die anderen hören und ihren guten Ratschlägen folgen, dem unsichtbaren Gott gehorchen, auf Jesus, der in unserem Herzen verborgen ist.

Wie zeigte sich dieser „süße Gehorsam" im Verlauf der Krankheit?

Er wuchs derart in ihr, dass gegen Ende der Krankheit **die gelassene Ruhe, die geistige**

Klarheit und die Sicherheit, mit der sie Entscheidungen über Leben oder Tod traf, überaus eindrucksvoll waren. Zuerst hörte sie zu, welche Möglichkeiten und Komplikationen die Ärzte sahen, sie wusste ja von vornherein, dass die Meinungen unterschiedlich waren, bat aber, man solle ihr nichts verschweigen. Dann brauchte sie keinen Rat mehr, in ihrem Herzen hatte sie die klare Antwort: ***Was Jesus von mir will, ist: ...*** Und nichts konnte sie mehr verwirren.
Das beeindruckte uns alle, die wir sie begleiteten – Ärzte, Familie, Schwestern –, sehr und gab uns den Frieden und die Kraft, uns den folgenden harten Schritten zu stellen. Im Innersten ihres Herzens war es das, was sie ersehnte: *Was immer bleibt, ist, dass ich für ihn seine Braut sein will, aber auch sein folgsames Lämmchen. Ich habe mich in den Gehorsam verliebt. Gott möge mir die Gnade geben, das in meinem Leben zu verkörpern. Ich habe einmal einen Satz gehört, der mir gefällt: „Wille Gottes, mein Paradies“.*

Was waren ihre liebsten Heiligen?
Ihre großen Lieben waren Jesus – sie freute sich besonders bei seinem Anblick in Weihnachtskrippen – und Maria. Die Heilige, die ihr beim Wachsen in dieser Liebe half, war in erster Linie unsere Ordensmutter, die heilige Teresa von Avila. Sie schreibt selbst davon im Bericht von ihrer Berufung: *Durch einen Religionslehrer lernten wir die heilige Teresa von Jesus, die von Avila, kennen und lieben. Ich war fasziniert von ihrem innerlichen Verhältnis zu Christus,*

denn im „Buch ihres Lebens" ließ sie mich mit ihr beten, obwohl ich nicht zu beten verstand. Sie ließ mich Christus anschauen, sie lehrte mich das innere Gebet, das nach ihren Worten bedeutet: „die Freundschaft mit ihm pflegen, oft allein mit dem sein, von dem wir wissen, dass er uns liebt". Und noch ein typischer Satz von ihr, der mich bezauberte: „Um bei dem guten Jesus zu sein, ist es nicht nötig, sich den Kopf zu zerbrechen, er ist kein Freund davon, dass wir uns den Kopf zerbrechen, er findet nur Gefallen an unserer Liebe und Gesellschaft."

Im Mai 2015 lernte sie anlässlich der Heiligsprechung auch die heilige Mariam vom gekreuzigten Jesus [Mariam Baouardy, palästinensische Gründerin des Karmel von Betlehem] besser kennen. Kurz vor ihrem Tod schrieb sie noch: *Sie ist die Heilige, die mich am meisten begleitet hat und mit der ich am meisten im Einklang war, was den Gehorsam und die Liebe zu Jesus betraf. Unter anderem hatte sie auch die Stigmata.*

Welche Lektüren, Autoren spiritueller Schriften oder Heilige formten ihr inneres Leben?

Bevor sie die heilige Mariam vom gekreuzigten Jesus kennenlernte, war der heilige Dorotheus von Gaza mit seinen Ansprachen über das Leben des Dositheos ihr größtes Vorbild. Sie vertiefte sich darin um das Jahr 2012 und las das Buch immer wieder.

Sie fand dort die Spiritualität des frühen Mönchtums, an der sich auch unsere Ordensmutter Teresa von Avila orientierte, als sie ihr Werk als Gründerin des Ordens der Unbeschuhten Kar-

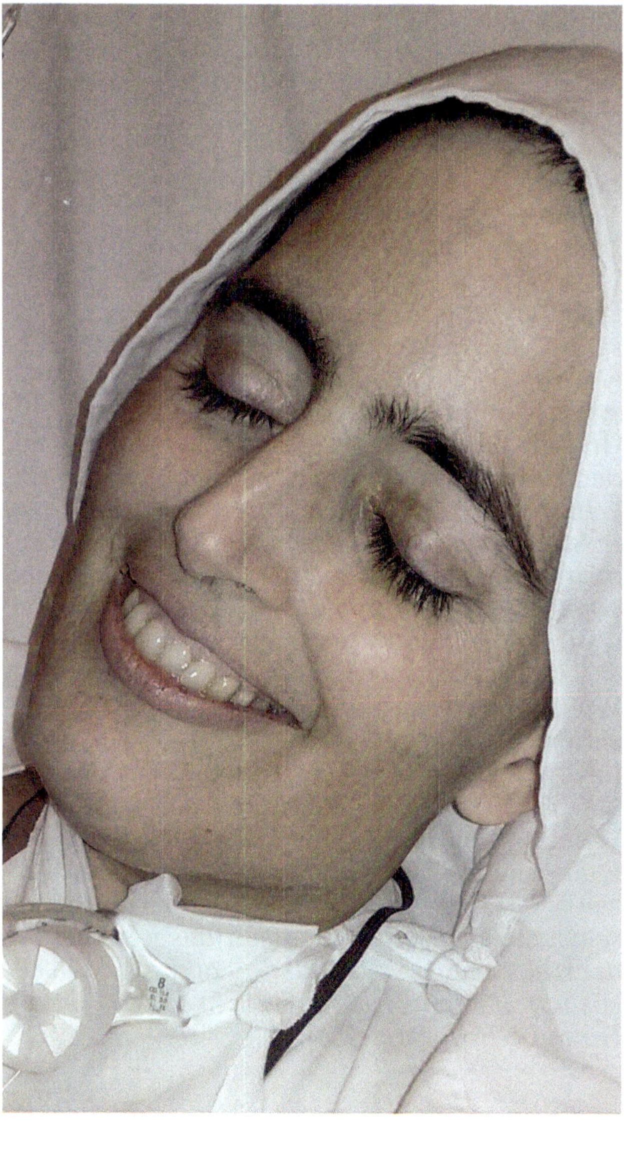

meliten in Angriff nahm. Diesen „Wurzeln“ entnahm sie die beiden Grundpfeiler, auf denen sie ihr eigenes Haus bauen sollte: Selbstkritik und Gehorsam.

Welches Vermächtnis hinterlässt Cecilia María dem Karmel?

Dass der Weg, der unser Charisma verkörpern kann – die Freundschaft mit Christus und die Liebe untereinander –, der *„des süßen Gehorsams“ ist,* wie sie gern sagte, und der Demut eines Herzens, das fähig ist, sich ohne Widerstand lieben zu lassen.

Und sie hinterließ dem Karmel einen dringenden Aufruf: *Wir sollen eine Schule der Menschlichkeit sein, in der unser Herz mit all dem Menschlichen, das es hat, erkannt und angenommen werden kann, damit wir es mit Christus und von Christus her annehmen und leben und damit wahrhaft kontemplativ werden können.*

Wie würden Sie die Botschaft ihres Lebens sehen?

Ihre Botschaft ist das, was uns Papst Franziskus ohne Unterlass sagt und was sie mit ihrem Leben besiegelte: „Öffnet euch der Freude des Evangeliums, habt keine Angst vor der Zärtlichkeit!“ In einem ihrer Briefe offenbarte sie sich selbst: *Das Einzige, was allen unseren Gesten, dem kleinsten Blick und der geringsten Liebkosung Sinn und wahre Zärtlichkeit gibt,* ***ist die Hingabe unserer selbst.***

In unserem Shop www.ci-verlag.at erhältlich:

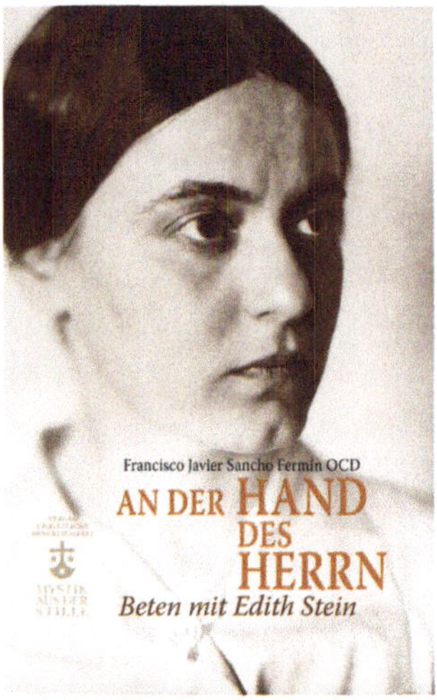

Neu: Francisco Javier Sancho Fermin OCD. **An der Hand des Herrn. Beten mit Edith Stein.**
Edith Stein legte einen langen Weg der Suche nach der Wahrheit zurück, der sie vom Judentum zum Atheismus, von der Philosophie zur Konversion zum katholischen Glauben und vom Karmel zum Tod in der Gaskammer in Auschwitz führte.
120 S., € 9,50.

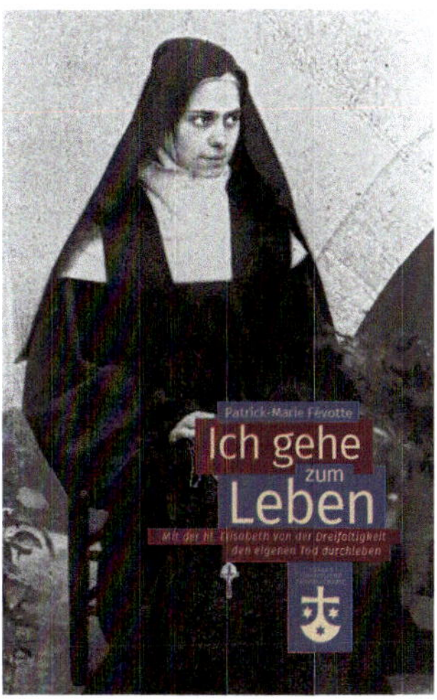

Patrick-Marie Févotte. **Ich gehe zum Leben. Mit Elisabeth von der Dreifaltigkeit meinen Tod durchleben.**
Die heilige Elisabeth hilft uns, unseren Tod als ein Eingehen in „dieses Land voll Frieden und Licht, wo das Leid sich in Liebe verwandelt“, zu verstehen.
80 S., Preis: 7,50 €